日本消化器病学会
胆石症診療ガイドライン 2021（改訂第 3 版）

Evidence-based Clinical Practice Guidelines for Cholelithiasis 2021（3rd Edition）

JN029101

# 胆石症
# 診療ガイドライン
# 2021

改訂第3版

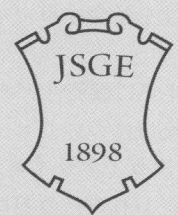

**編集**

## 日本消化器病学会

**協力学会**

日本消化器内視鏡学会
日本胆道学会

# 刊行にあたって

　日本消化器病学会は，2005年に跡見裕理事長（当時）の発議によって，Evidence-Based Medicine（EBM）の手法にそったガイドラインの作成を行うことを決定し，3年余をかけて消化器6疾患（胃食道逆流症（GERD），消化性潰瘍，肝硬変，クローン病，胆石症，慢性膵炎）のガイドライン（第一次ガイドライン）を上梓した．ガイドライン委員会を積み重ね，文献検索範囲，文献採用基準，エビデンスレベル，推奨グレードなどEBM手法の統一性についての合意と，クリニカルクエスチョン（CQ）の設定など，基本的な枠組み設定のもと作成が行われた．ガイドライン作成における利益相反（Conflict of Interest：COI）を重要視し，EBM専門家から提案された基準に基づいてガイドライン委員のCOIを公開している．菅野健太郎理事長（当時）のリーダーシップのもとに学会をあげての事業として継続されたガイドライン作成は，先進的な取り組みであり，わが国の消化器診療の方向性を学会主導で示したものとして大きな価値があったと評価される．

　第一次ガイドラインに次いで，2014年に機能性ディスペプシア（FD），過敏性腸症候群（IBS），大腸ポリープ，NAFLD/NASHの4疾患についても，診療ガイドライン（第二次ガイドライン）を刊行した．この2014年には，第一次ガイドラインも作成後5年が経過するため，先行6疾患のガイドラインの改訂作業も併せて行われた．改訂版では第二次ガイドライン作成と同様，国際的主流となっているGRADE（The Grading of Recommendations Assessment, Development and Evaluation）システムを取り入れている．

　そして，2019〜2021年には本学会の10ガイドラインが刊行後5年を超えることになるため，下瀬川徹理事長（当時）のもと，医学・医療の進歩を取り入れてこれら全てを改訂することとした．2017年8月の第1回ガイドライン委員会においては，10ガイドラインの改訂を決定するとともに，近年，治療法に進歩の認められる「慢性便秘症」も加え，合計11のガイドラインを本学会として発刊することとした．また，各ガイドラインのCQの数は20〜30程度とすること，CQのうち「すでに結論が明らかなもの」はbackground knowledgeとすること，「エビデンスが存在せず，今後の研究課題であるもの」はfuture research question（FRQ）とすることも確認された．

　2018年7月の同年第1回ガイドライン委員会において，11のガイドラインのうち，肝疾患を扱う肝硬変，NAFLD/NASHの2つについては日本肝臓学会との合同ガイドラインとして改訂することが承認された．前版ではいずれも日本肝臓学会は協力学会として発刊されたが，両学会合同であることが，よりエビデンスと信頼を強めるということで両学会にて合意されたものである．また，COI開示については，利益相反委員会が定める方針に基づき厳密に行うことも確認された．同年10月の委員会追補ではbackground knowledgeはbackground question（BQ）に名称変更し，BQ・CQ・FRQと3つのQuestion形式にすることが決められた．

　刊行間近の2019〜2020年には，日本医学会のガイドライン委員会COIに関する規定が改定されたのに伴い，本学会においても規定改定を行い，さらに厳密なCOI管理を行うこととした．また，これまでのガイドライン委員会が各ガイドライン作成委員長の集まりであったことを改め，ガイドライン統括委員会も組織された．これも，社会から信頼されるガイドラインを公表するために必須の変革であったと考える．

　最新のエビデンスを網羅した今回の改訂版は，前版に比べて内容的により充実し，記載の精度も高まっている．必ずや，わが国，そして世界の消化器病の臨床において大きな役割を果たすものと考えている．

　最後に，ガイドライン委員会担当理事として多大なご尽力をいただいた榎本信幸理事，佐々木裕利益相反担当理事，研究推進室長である三輪洋人副理事長，ならびに多くの時間と労力を惜しまず改訂作業を遂行された作成委員会ならびに評価委員会の諸先生，刊行にあたり丁寧なご支援をいただいた南江堂出版部の皆様に心より御礼を申し上げたい．

2021 年 11 月

日本消化器病学会理事長

**小池　和彦**

## 統括委員会一覧

| 委員長 | 渡辺　純夫 | 順天堂大学消化器内科 |
| 委員 | 島田　光生 | 徳島大学消化器・移植外科 |
| | 福田　眞作 | 弘前大学消化器血液内科学 |
| | 田妻　進 | JA 尾道総合病院 |
| | 宮島　哲也 | 梶谷綜合法律事務所 |

## ガイドライン作成協力

| 作成方法論 | 吉田　雅博 | 国際医療福祉大学市川病院人工透析・一般外科 |
| 文献検索 | 山口直比古 | 日本医学図書館協会（聖隷佐倉市民病院図書室） |

# 胆石症診療ガイドライン委員会一覧

協力学会：日本消化器内視鏡学会，日本胆道学会

## 作成委員会

| | | | |
|---|---|---|---|
| 委員長 | 藤田 | 直孝 | みやぎ健診プラザ |
| 副委員長 | 遠藤 | 格 | 横浜市立大学消化器・腫瘍外科学 |
| 副委員長 | 安田 | 一朗 | 富山大学第三内科 |
| 委員 | 伊佐山浩通 | | 順天堂大学消化器内科 |
| | 岩下 | 拓司 | 岐阜大学第1内科 |
| | 植木 | 敏晴 | 福岡大学筑紫病院消化器内科 |
| | 上村健一郎 | | 広島大学医系科学研究科外科学 |
| | 梅澤 | 昭子 | 四谷メディカルキューブ外科 |
| | 潟沼 | 朗生 | 手稲渓仁会病院消化器病センター |
| | 片寄 | 友 | 東北医科薬科大学肝胆膵外科 |
| | 鈴木 | 裕 | 杏林大学消化器・一般外科 |

## 評価委員会

| | | | |
|---|---|---|---|
| 委員長 | 海野 | 倫明 | 東北大学消化器外科学 |
| 副委員長 | 乾 | 和郎 | 山下病院消化器内科 |
| 委員 | 正田 | 純一 | 筑波大学医学医療系医療科学 |
| | 露口 | 利夫 | 千葉県立佐原病院消化器内科 |
| | 若井 | 俊文 | 新潟大学消化器・一般外科学 |

## 作成協力者

| | | | |
|---|---|---|---|
| | 石井 | 重登 | 順天堂大学消化器内科 |
| | 石井 | 達也 | 手稲渓仁会病院消化器病センター |
| | 鈴木 | 彬実 | 順天堂大学消化器内科 |
| | 髙﨑 | 祐介 | 順天堂大学消化器内科 |
| | 高見 | 一弘 | 東北医科薬科大学肝胆膵外科 |
| | 冨嶋 | 享 | 順天堂大学消化器内科 |
| | 豊永 | 啓翔 | 手稲渓仁会病院消化器病センター |
| | 那須野 | 央 | 手稲渓仁会病院消化器病センター |
| | 藤澤 | 聡郎 | 順天堂大学消化器内科 |
| | 本間 | 祐樹 | 横浜市立大学消化器・腫瘍外科学 |
| | 松山 | 隆生 | 横浜市立大学消化器・腫瘍外科学 |
| | 山本久仁治 | | 東北医科薬科大学肝胆膵外科 |

# 胆石症診療ガイドライン作成の手順

## 1. 改訂の目的

胆石症診療ガイドライン（以下，本ガイドライン）は 2009 年に初版，2016 年に改訂第 2 版が，日本消化器内視鏡学会ならびに日本胆道学会の協力のもと作成，公開されている．日本消化器病学会ではガイドライン委員会を持ち，up-to-date な情報提供を目指してガイドラインの追加，改訂を企画している．本ガイドラインについても，改訂第 2 版以降のエビデンスの集積，また初版の発刊から 10 年を経過しガイドラインの形式にも変更が必要との観点から，今回，改訂第 3 版を作成し，今日の現場の診療に有用な情報，方針決定の補助となる改訂ガイドラインを提供することとなった．

## 2. 改訂の実際

### 1）委員会の設立

日本消化器病学会ガイドライン委員会の胆石症診療ガイドライン改訂の実施決定に従い，胆石症診療ガイドライン作成委員会，評価委員会を立ち上げた．

作成委員会には内科系および外科系の作成副委員長を置いた．そして，評価委員会については委員長，副委員長を各々外科系，内科系に依頼し，偏りのない意見集約を図った．

### 2）作成方法

今回は，Minds 診療ガイドライン作成マニュアルに従って改訂を行った．文献検索期間は 1983 年〜2019 年 8 月として作業を開始した．そして，最新文献を含め可能な限り網羅性を高めるため，検索期間外の文献も必要に応じ検索期間外であることを明示しつつ追加した．引用の候補となった文献については構造化抄録を作成し内容を整理し，引用の要否，エビデンスレベルを検討，決定した．

項目立ては基本的に改訂第 2 版のそれを踏襲した．すなわち，1. 疫学・病態，2. 診断，3. 治療，4. 予後・合併症について，胆嚢結石，総胆管結石，肝内結石に分けて記述した．各ステートメントについては，作成委員会において Delphi 法を用いてエビデンスの総体を評価しエビデンスレベルを，合わせて推奨の強さを決定し，投票における最終合意率を併記した．解説についても作成委員会で議論し，最終案を決定した．

これらの確定までには 2 回の対面での討議と，11 回の web 上での討議，必要に応じてメーリングリストを用いての審議を重ねた．その後，評価委員会による内容評価を受け最終の修正を行い，2021 年 5 月 11 日〜25 日までの期間で日本消化器病学会ホームページ上にて会員からのパブリックコメントを求め，これを取り入れて最終形とした．

## 3. 改訂ガイドラインの特徴

これまでの Clinical Question（CQ）による構成から，ステートメントの背景をもとに Background Question（BQ），CQ，Future Research Question（FRQ）の 3 カテゴリーを設け，構成するという形式に変更した．すなわち，これまで一律 CQ として提示されていた事項のうち，疫学的な情報やすでに広く理解，実践されている内容については BQ とし，推奨の強さは定めず解説を記した．そして，現状では推奨の強さ決定の困難な事項は FRQ とし，今後の課題であ

ることを明確化した．さらにコラムの欄を設け，理解の一助として示した．CQ，FRQ については日本医学図書館協会にて系統的検索を行っていただき，BQ の文献は各作成委員によりハンドサーチを行った．

改訂第3版では胆囊結石，総胆管結石，肝内結石各々の診断および治療のフローチャートを整備し，これに加え急性胆囊炎の診断に関するフローチャートを提示した．さらに，多様化する治療法の関連用語を整理し「胆囊結石・総胆管結石治療法一覧」を新たに提示することとした．

## おわりに

今回の改訂に臨むにあたり，胆石症という疾患特性に鑑み，作成委員，評価委員の選定にあたっては内科・外科のバランスに特に配慮したことは前述のとおりである．安田一朗，遠藤　格両作成副委員長には内科系，外科系の意見集約にもご尽力を賜った．両先生に加え，作成委員の伊佐山浩通，岩下拓司，植木敏晴，上村健一郎，梅澤昭子，潟沼朗生，片寄　友，鈴木　裕各委員には，COVID-19 対応に追われるなか，頻繁に開催された web 会議など多くの時間を本ガイドライン作成のために割いていただき，深謝申し上げたい．また，ガイドラインの完成に向け貴重なご助言を頂戴した海野倫明 評価委員長，乾　和郎 評価副委員長，そして評価委員の正田純一，露口利夫，若井俊文 各委員にも厚く御礼を申し上げる．最後に，文献検索にアドバイスをいただいた山口直比古先生，ガイドライン作成全般にわたりご指導を賜った吉田雅博先生，事務的側面から多大な支援をいただいた岩田良太氏をはじめとする学会事務局の方々，南江堂の達紙優司氏，平野　萌氏に心より感謝申し上げる次第である．

2021 年 11 月

日本消化器病学会胆石症診療ガイドライン作成委員長
**藤田　直孝**

# 本ガイドライン作成方法

## 1. エビデンス収集

　前版（胆石症診療ガイドライン 2016）で行われた系統的検索によって得られた論文に加え，今回新たに以下の作業を行ってエビデンスを収集した．

　ガイドラインの構成を臨床疑問（clinical question：CQ），および背景疑問（background question：BQ），CQ として取り上げるにはデータが不足しているものの今後の重要課題と考えられる future research question（FRQ）に分類し，このうち CQ および FRQ ついてはキーワードを抽出して学術論文を収集した．データベースは，英文論文は MEDLINE，Cochrane Library を用いて，日本語論文は医学中央雑誌を用いた．CQ および FRQ については，英文，和文ともに 1983 年～2019 年 8 月末を文献検索の対象期間とした．また，検索期間以降 2021 年 6 月までの重要かつ新しいエビデンスについてはハンドサーチにより適宜追加し，検索期間外論文として掲載した．各キーワードおよび検索式は日本消化器病学会ホームページに掲載する予定である．なお，BQ についてはすべてハンドサーチにより文献検索を行った．

　収集した論文のうち，ヒトに対して行われた臨床研究を採用し，動物実験に関する論文は原則として除外した．患者データに基づかない専門家個人の意見は参考にしたが，エビデンスとしては用いなかった．

## 2. エビデンス総体の評価方法

### 1）各論文の評価：構造化抄録の作成

　各論文に対して，研究デザイン[1]（表1）を含め，論文情報を要約した構造化抄録を作成した．さらに RCT や観察研究に対して，Cochrane Handbook[2] や Minds 診療ガイドライン作成の手引き[1] のチェックリストを参考にしてバイアスのリスクを判定した（表2）．総体としてのエビデンス評価は，GRADE（The Grading of Recommendations Assessment, Development and Evaluation）アプローチ[3~22] の考え方を参考にして評価し，CQ 各項目に対する総体としてのエビデンスの質を決定し表記した（表3）．

表1　研究デザイン

各文献へは下記 9 種類の「研究デザイン」を付記した．
(1) メタ（システマティックレビュー /RCT のメタアナリシス）
(2) ランダム（ランダム化比較試験）
(3) 非ランダム（非ランダム化比較試験）
(4) コホート（分析疫学的研究（コホート研究））
(5) ケースコントロール（分析疫学的研究（症例対照研究））
(6) 横断（分析疫学的研究（横断研究））
(7) ケースシリーズ（記述研究（症例報告やケース・シリーズ））
(8) ガイドライン（診療ガイドライン）
(9) （記載なし）（患者データに基づかない，専門委員会や専門家個人の意見は，参考にしたが，エビデンスとしては用いないこととした）

## 表2　バイアスリスク評価項目

| 選択バイアス | （1）ランダム系列生成<br>・患者の割付がランダム化されているかについて，詳細に記載されているか |
| --- | --- |
| | （2）コンシールメント<br>・患者を組み入れる担当者に，組み入れる患者の隠蔽化がなされているか |
| 実行バイアス | （3）盲検化<br>・被験者は盲検化されているか，ケア供給者は盲検化されているか |
| 検出バイアス | （4）盲検化<br>・アウトカム評価者は盲検化されているか |
| 症例減少バイアス | （5）ITT 解析<br>・ITT 解析の原則を掲げて，追跡からの脱落者に対してその原則を遵守しているか |
| | （6）アウトカム報告バイアス<br>・それぞれの主アウトカムに対するデータが完全に報告されているか（解析における採用および除外データを含めて） |
| | （7）その他のバイアス<br>・選択アウトカム報告・研究計画書に記載されているにもかかわらず，報告されていないアウトカムがないか<br>・早期試験中止・利益があったとして，試験を早期中止していないか<br>・その他のバイアス |

## 表3　エビデンスの質

| A | ：質の高いエビデンス（High）<br>真の効果がその効果推定値に近似していると確信できる． |
| --- | --- |
| B | ：中程度の質のエビデンス（Moderate）<br>効果の推定値が中程度信頼できる．<br>真の効果は，効果の効果推定値におおよそ近いが，それが実質的に異なる可能性もある． |
| C | ：質の低いエビデンス（Low）<br>効果推定値に対する信頼は限定的である．<br>真の効果は，効果の推定値と，実質的に異なるかもしれない． |
| D | ：非常に質の低いエビデンス（Very Low）<br>効果推定値がほとんど信頼できない．<br>真の効果は，効果の推定値と実質的におおよそ異なりそうである． |

2）アウトカムごと，研究デザインごとの蓄積された複数論文の総合評価

（1）初期評価：各研究デザイン群の評価

　・メタ群，ランダム群＝「初期評価 A」

　・非ランダム群，コホート群，ケースコントロール群，横断群＝「初期評価 C」

　・ケースシリーズ群＝「初期評価 D」

（2）エビデンスの確実性（強さ）を下げる要因の有無の評価

　・研究の質にバイアスリスクがある

　・結果に非一貫性がある

　・エビデンスの非直接性がある

　・データが不精確である

　・出版バイアスの可能性が高い

（3）エビデンスの確実性（強さ）を上げる要因の有無の評価

　・大きな効果があり，交絡因子がない

・用量−反応勾配がある

・可能性のある交絡因子が，真の効果をより弱めている

（4）総合評価：最終的なエビデンスの質「A，B，C，D」を評価判定した．

3）エビデンスの質の定義方法

エビデンスの確実性（強さ）は海外と日本で別の記載とせずに1つとした．またエビデンスは複数文献を統合・作成したエビデンス総体（body of evidence）とし，表3のA〜Dで表記した．

4）メタアナリシス

システマティックレビューを行い，必要に応じてメタアナリシスを引用し，本文中に記載した．

## 3．推奨の強さの決定

以上の作業によって得られた結果をもとに，治療の推奨文章の案を作成提示した．次に推奨の強さを決めるために作成委員によるコンセンサス形成を図った．

推奨の強さは，①エビデンスの確実性（強さ），②患者の希望，③益と害，④コスト評価，の4項目を評価項目とした．コンセンサス形成方法はDelphi変法，nominal group technique（NGT）法に準じて投票を用い，70％以上の賛成をもって決定とした．1回目で結論が集約できないときは，各結果を公表し，日本の医療状況を加味して協議のうえ，投票を繰り返した．作成委員会はこの集計結果を総合して評価し，表4に示す推奨の強さを決定し，本文中の囲み内に明瞭に表記した．

推奨の強さは「強：強い推奨」，「弱：弱い推奨」の2通りであるが，「強く推奨する」や「弱く推奨する」という文言は馴染まないため，下記のとおり表記した．投票結果を「合意率」として推奨の強さの次に括弧書きで記載した．

### 表4　推奨の強さ

| 推奨度 | |
| --- | --- |
| 強（強い推奨） | "実施する"ことを推奨する<br>"実施しない"ことを推奨する |
| 弱（弱い推奨） | "実施する"ことを提案する<br>"実施しない"ことを提案する |

## 4．本ガイドラインの対象

1）利用対象：一般臨床医

2）診療対象：成人の患者を対象とした．小児は対象外とした．

## 5．改訂について

本ガイドラインは改訂第3版であり，今後も日本消化器病学会ガイドライン委員会を中心として継続的な改訂を予定している．

## 6．作成費用について

本ガイドラインの作成はすべて日本消化器病学会が費用を負担しており，他企業からの資金

提供はない.

## 7. 利益相反について

1) 日本消化器病学会ガイドライン委員会では,統括委員・各ガイドライン作成・評価委員と企業との経済的な関係につき,各委員から利益相反状況の申告を得た (詳細は「利益相反 (COI) に関する開示」に記す).

2) 本ガイドラインでは,利益相反への対応として,関連する協力学会の参加によって意見の偏りを防ぎ,さらに委員による投票によって公平性を担保するように努めた.また,出版前にパブリックコメントを学会員から受け付けることで広く意見を収集した.

## 8. ガイドライン普及と活用促進のための工夫

1) フローチャートを提示して,利用者の利便性を高めた.

2) 書籍として出版するとともに,インターネット掲載を行う予定である.
   ・日本消化器病学会ホームページ
   ・日本医療機能評価機構 EBM 医療情報事業 (Minds) ホームページ

3) 市民向けガイドライン情報提供として,わかりやすい解説を作成し,日本消化器病学会ホームページにて公開予定である.

## ■引用文献

1) 福井次矢,山口直人 (監修). Minds 診療ガイドライン作成の手引き 2014,医学書院,東京,2014
2) Higgins JPT, Thomas J, Chandler J, et al (eds). Cochrane Handbook for Systematic Reviews of Interventions version 6.0 (updated July 2019). <https://training.cochrane.org/handbook/current> [最終アクセス 2020 年 3 月 30 日]
3) 相原守夫. 診療ガイドラインのための GRADE システム,第 3 版,中外医学社,東京,2018
4) The GRADE working group. Grading quality of evidence and strength of recommendations. BMJ 2004; **328**: 1490-1494 (printed, abridged version)
5) Guyatt GH, Oxman AD, Vist G, et al; GRADE Working Group. Rating quality of evidence and strength of recommendations GRADE: an emerging consensus on rating quality of evidence and strength of recommendations. BMJ 2008; **336**: 924-926
6) Guyatt GH, Oxman AD, Kunz R, et al; GRADE Working Group. Rating quality of evidence and strength of recommendations: What is "quality of evidence" and why is it important to clinicians? BMJ 2008; **336**: 995-998
7) Schünemann HJ, Oxman AD, Brozek J, et al; GRADE Working Group. Grading quality of evidence and strength of recommendations for diagnostic tests and strategies. BMJ 2008; **336**: 1106-1110
8) Guyatt GH, Oxman AD, Kunz R, et al; GRADE working group. Rating quality of evidence and strength of recommendations: incorporating considerations of resources use into grading recommendations. BMJ 2008; **336**: 1170-1173
9) Guyatt GH, Oxman AD, Kunz R, et al; GRADE Working Group. Rating quality of evidence and strength of recommendations: going from evidence to recommendations. BMJ 2008; **336**: 1049-1051
10) Jaeschke R, Guyatt GH, Dellinger P, et al; GRADE working group. Use of GRADE grid to reach decisions on clinical practice guidelines when consensus is elusive. BMJ 2008; **337**: a744
11) Guyatt G, Oxman AD, Akl E, et al. GRADE guidelines 1. Introduction-GRADE evidence profiles and summary of findings tables. J Clin Epidemiol 2011; **64**: 383-394
12) Guyatt GH, Oxman AD, Kunz R, et al. GRADE guidelines 2. Framing the question and deciding on important outcomes.J Clin Epidemiol 2011; **64**: 295-400
13) Balshem H, Helfand M, Schunemann HJ, et al. GRADE guidelines 3: rating the quality of evidence. J Clin Epidemiol 2011; **64**: 401-406
14) Guyatt GH, Oxman AD, Vist G, et al. GRADE guidelines 4: rating the quality of evidence - study limitation (risk of bias). J Clin Epidemiol 2011; **64**: 407-415
15) Guyatt GH, Oxman AD, Montori V, et al. GRADE guidelines 5: rating the quality of evidence - publication

bias. J Clin Epidemiol 2011; **64**: 1277-1282

16) Guyatt G, Oxman AD, Kunz R, et al. GRADE guidelines 6. Rating the quality of evidence - imprecision. J Clin Epidemiol 2011; **64**: 1283-1293

17) Guyatt GH, Oxman AD, Kunz R, et al; The GRADE Working Group. GRADE guidelines: 7. Rating the quality of evidence - inconsistency. J Clin Epidemiol 2011; **64**: 1294-1302

18) Guyatt GH, Oxman AD, Kunz R, et al; The GRADE Working Group. GRADE guidelines: 8. Rating the quality of evidence - indirectness. J Clin Epidemiol 2011; **64**: 1303-1310

19) Guyatt GH, Oxman AD, Sultan S, et al; The GRADE Working Group. GRADE guidelines: 9. Rating up the quality of evidence. J Clin Epidemiol 2011; **64**: 1311-1316

20) Brunetti M, Shemilt I, et al; The GRADE Working. GRADE guidelines: 10. Considering resource use and rating the quality of economic evidence. J Clin Epidemiol 2013; **66**: 140-150

21) Guyatt G, Oxman AD, Sultan S, et al. GRADE guidelines: 11. Making an overall rating of confidence in effect estimates for a single outcome and for all outcomes. J Clin Epidemiol 2013; **66**: 151-157

22) Guyatt GH, Oxman AD, Santesso N, et al. GRADE guidelines 12. Preparing Summary of Findings tables-binary outcomes. J Clin Epidemiol 2013; **66**: 158-172

# 本ガイドラインの構成

第 1 章　疫学・病態

第 2 章　診断
　（1）胆嚢結石
　（2）総胆管結石
　（3）肝内結石

第 3 章　治療
　（1）胆嚢結石
　（2）総胆管結石
　（3）肝内結石

第 4 章　予後・合併症

# フローチャート

## フローチャート1　診断：胆嚢結石

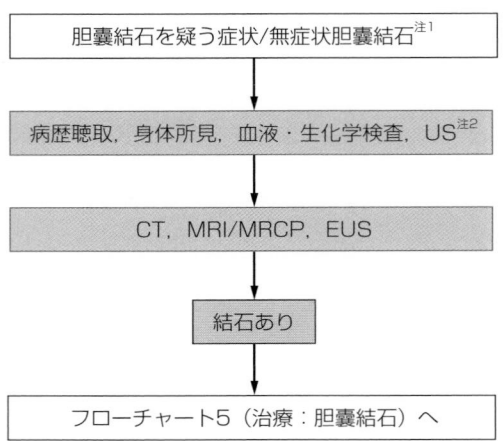

```
胆嚢結石を疑う症状/無症状胆嚢結石注1
              ↓
病歴聴取，身体所見，血液・生化学検査，US注2
              ↓
      CT，MRI/MRCP，EUS
              ↓
          結石あり
              ↓
  フローチャート5（治療：胆嚢結石）へ
```

注1：検診などで偶然に発見された症例
注2：描出不良例，診断困難例，胆管炎・胆管結石・胆嚢癌の併存を疑う症例

## フローチャート2　診断：急性胆囊炎

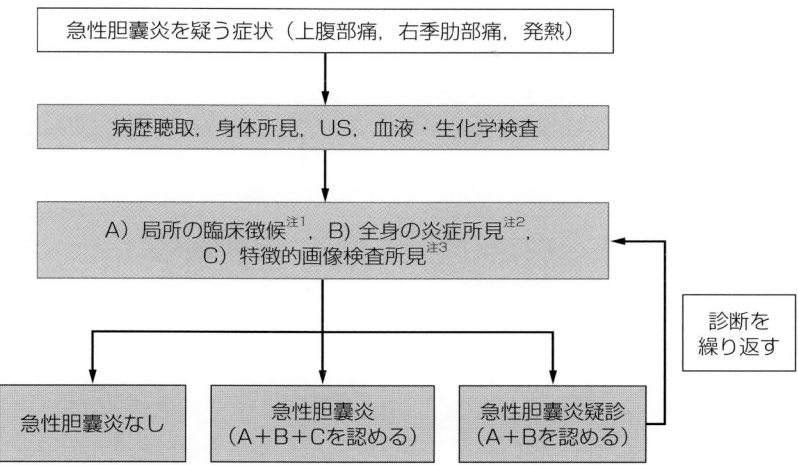

注1：Murphy's sign／上腹部自発痛・圧痛・腫瘤触知
注2：発熱／CRP値の上昇／白血球数の上昇
注3：US：胆囊腫大（長軸径＞8cm，短軸径＞4cm），胆囊壁肥厚（＞4mm），嵌頓胆囊結石，
　　　sonographic Murphy's sign，胆囊周囲滲出液貯留，胆囊壁sonolucent layer
　　　（Hypoechoic Layer），不整な多層構造を呈する低エコー帯，ドプラシグナル）
　　　CT：胆囊壁肥厚，胆囊周囲滲出液貯留，胆囊周囲脂肪織内の線状高吸収域
　　　MRI：胆囊結石，pericholecystic high signal，胆囊腫大，胆囊壁肥厚

## フローチャート3　診断：総胆管結石

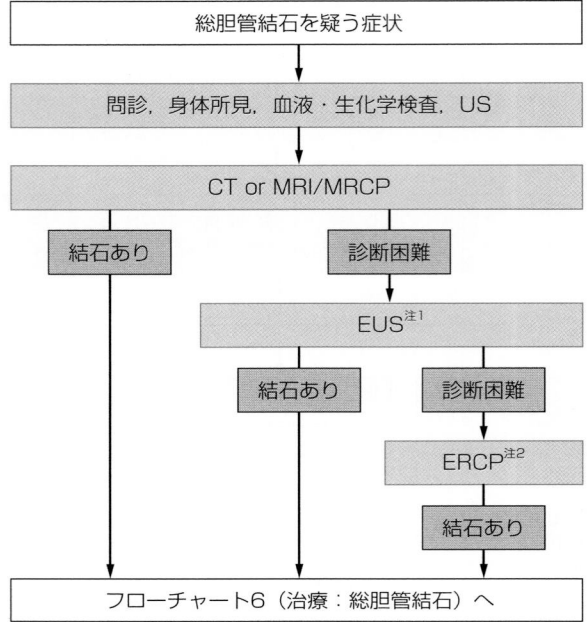

```
総胆管結石を疑う症状
        ↓
問診，身体所見，血液・生化学検査，US
        ↓
    CT or MRI/MRCP
    ↓           ↓
  結石あり      診断困難
                ↓
              EUS注1
              ↓       ↓
           結石あり    診断困難
                        ↓
                     ERCP注2
                        ↓
                     結石あり
```

フローチャート6（治療：総胆管結石）へ

注1：可能であれば施行する．
注2：治療を前提に検査を行う．

## フローチャート4　診断：肝内結石

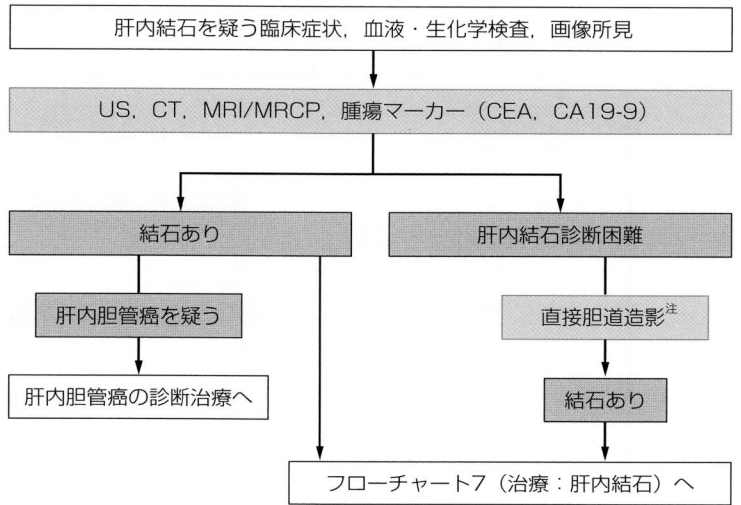

肝内結石を疑う臨床症状，血液・生化学検査，画像所見

US，CT，MRI/MRCP，腫瘍マーカー（CEA，CA19-9）

結石あり

肝内結石診断困難

肝内胆管癌を疑う

直接胆道造影注

肝内胆管癌の診断治療へ

結石あり

フローチャート7（治療：肝内結石）へ

注：ERC，バルーン内視鏡下ERC，PTC

## フローチャート5　治療：胆嚢結石

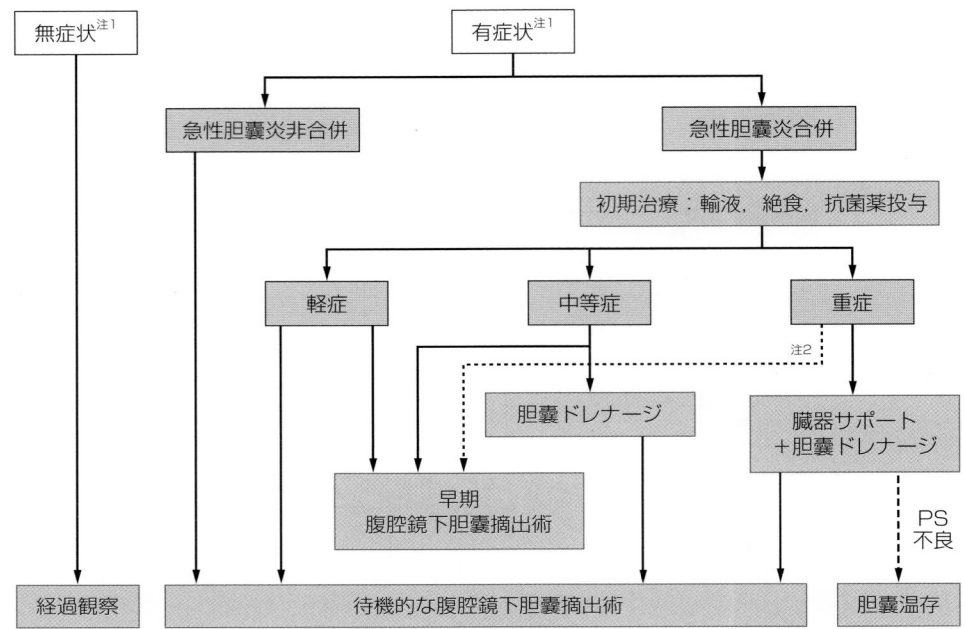

注1：診断時・経過観察時には胆嚢癌の合併に十分注意する
注2：高次施設において，PS良好，致死性臓器障害（中枢神経障害，呼吸機能障害またはT-Bil 2mg
　　　以上の黄疸）なし，かつ治療反応性臓器障害（循環障害または腎障害〔治療により早期に回復
　　　する可能性あり〕）のみで初期治療に反応良好な症例

## フローチャート6　治療：総胆管結石

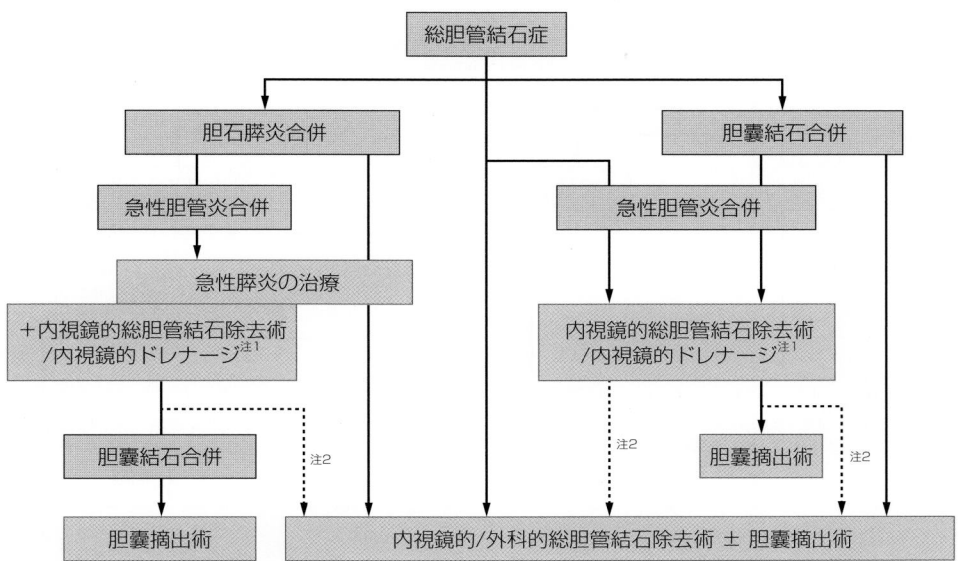

注１：結石除去不成功の場合/施設によってはPTBD
注２：ドレナージのみを行った場合

# フローチャート 7　治療：肝内結石

【胆道再建既往あり】

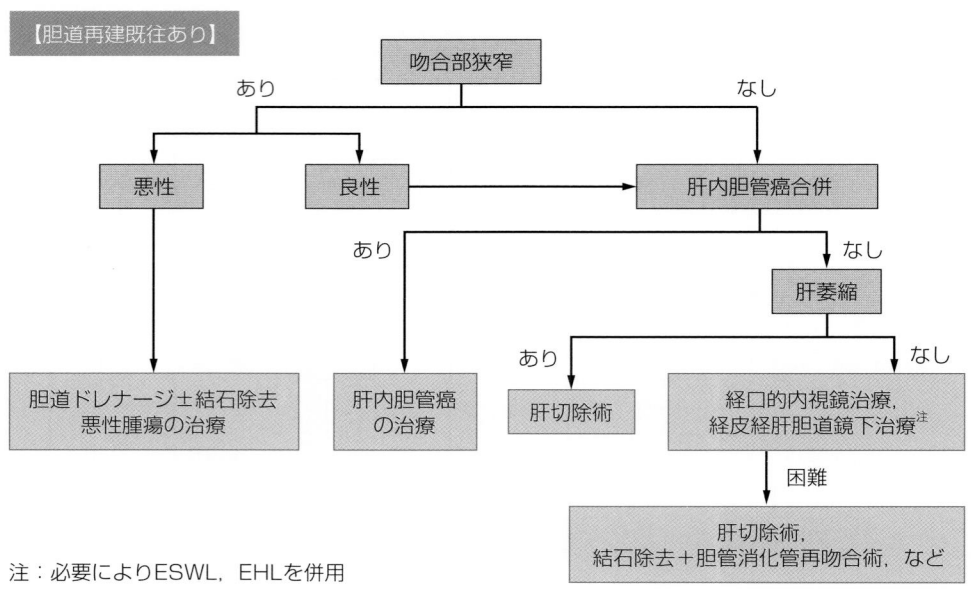

注：必要によりESWL，EHLを併用

【胆道再建既往なし】

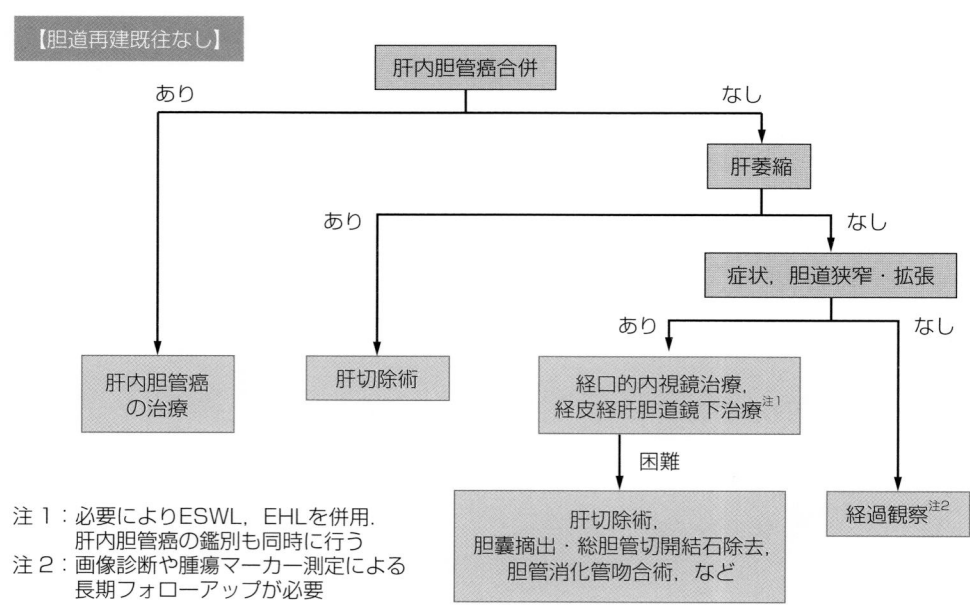

注 1：必要によりESWL，EHLを併用.
　　　肝内胆管癌の鑑別も同時に行う
注 2：画像診断や腫瘍マーカー測定による
　　　長期フォローアップが必要

## 胆嚢結石・総胆管結石治療法一覧

　胆嚢結石，総胆管結石に関しては両者の併存や炎症の合併など種々の病態があり，状況に応じて治療法が選択される．

　治療法は，主に内視鏡的治療，外科的治療（開腹・腹腔鏡下），内視鏡と外科的治療の併用に大別される．一般に，内視鏡では総胆管結石の除去と胆嚢のドレナージが可能であるのに対し，外科的治療は胆嚢の摘出と総胆管結石の除去が可能である．胆道のドレナージについては，内視鏡的，外科的のみならず経皮経肝的（IVR）に行うこともある．

　また，治療を行う時期から，同日に治療を完遂する一期的治療と，2種類（以上）の治療あるいは方法を別日に行う二期的治療に分けられる．例をあげると，総胆管結石に対する一期的内視鏡治療は，内視鏡的乳頭括約筋切開術（EST）などの乳頭処置を行い，一度の治療で結石を除去する方法であり，二期的内視鏡治療は，急性胆管炎や一度の治療で結石除去が困難な大結石や積み上げ結石などに，初回は内視鏡的胆道ドレナージを行い，後日結石除去を行う方法である．これに対し，一期的外科治療は，一度の手術で胆嚢摘出術と総胆管結石除去術を，二期的IVR・外科併用治療は初回は経皮経肝胆道ドレナージ（PTBD），経皮経肝胆嚢ドレナージ（PTGBD）などの胆道ドレナージを行い，後日，総胆管結石除去術±胆嚢摘出術を行う．さらに

**表1　胆嚢結石・総胆管結石の治療手技の分類**

| | 一期的治療 | | 二期的治療 | |
|---|---|---|---|---|
| | 区分 | 手技名 | 区分 | 手技名 |
| 胆嚢結石 | 外科 | 開腹／腹腔鏡下胆嚢摘出術 | 併用 | 内視鏡的／経皮的胆嚢ドレナージ [1]<br>➡開腹／腹腔鏡下胆嚢摘出術 |
| 胆嚢結石非合併総胆管結石 | 内視鏡 | 内視鏡的総胆管結石除去術 | 内視鏡 | 内視鏡的胆管ドレナージ [2]<br>➡内視鏡的総胆管結石除去術 |
| | 外科 | 開腹／腹腔鏡下総胆管結石除去術±胆嚢摘出術 | 併用 | 内視鏡的／経皮的胆管ドレナージ [2]<br>➡開腹／腹腔鏡下総胆管結石除去術±胆嚢摘出術 |
| | | | IVR | 経皮的胆管ドレナージ<br>➡経皮的総胆管結石除去術 |
| | | | 併用 | 経皮的胆管ドレナージ<br>➡内視鏡的総胆管結石除去術 |
| 胆嚢結石合併総胆管結石 | 外科 | 開腹／腹腔鏡下胆嚢摘出術＋総胆管結石除去術 | 併用 | 内視鏡的／経皮的総胆管結石除去術<br>➡開腹／腹腔鏡下胆嚢摘出術 |
| | 併用 | 腹腔鏡下胆嚢摘出術＋術中内視鏡的総胆管結石除去術 [3] | 併用 | 開腹／腹腔鏡下胆嚢摘出術<br>➡内視鏡的総胆管結石除去術 |
| | | | 併用 | 内視鏡的／経皮的胆嚢ドレナージ<br>➡開腹／腹腔鏡下総胆管結石除去術±胆嚢摘出術 |
| | | | 併用 | 内視鏡的／経皮的胆管ドレナージ±内視鏡的／経皮的胆嚢ドレナージ<br>➡胆嚢摘出術➡内視鏡的／経皮的胆管結石除去術 |

※胆嚢結石に対しては溶解療法，ESWL，総胆管結石に対してはESWLの併用がある
[1] PTGBD，ENGBDなど，急性胆嚢炎に対する治療先行で広義の二期的治療
[2] ENBD，EBS，PTBDなど，急性胆管炎に対する治療先行で広義の二期的治療
[3] 腹腔鏡下胆嚢摘出術＋術中内視鏡的結石除去

胆嚢結石と総胆管結石が合併している場合には，胆嚢摘出術中に麻酔下で同時に内視鏡的治療を加える内視鏡と外科的治療を併用した一期的治療，胆嚢摘出術前あるいは術後に内視鏡により結石を除去する二期的内視鏡・外科併用治療がある．治療法，治療時期に応じた治療手技の呼称を表1に示した．

　このほか，胆嚢結石に対する二期的外科治療（胆嚢外瘻造設術→胆嚢摘出術）や総胆管結石に対する一期的IVR治療（PTBD＋経皮的総胆管結石除去術）などもありうるが，現状を考慮し表中へは記載しなかった．

# クエスチョン一覧

# 略語一覧

| | | |
|---|---|---|
| ADL | activities of daily living | |
| ASA-PS | American Society of Anesthesiologists physical status classification | |
| BAE | balloon assisted enteroscopy | バルーン内視鏡 |
| CI | confidential interval | 信頼区間 |
| CT | computed tomography | コンピュータ断層撮影 |
| EBS | endoscopic biliary stenting | 内視鏡的胆管ステンティング |
| EGBD | endoscopic gallbladder drainage | 内視鏡的胆嚢ドレナージ |
| EHL | electrohydraulic lithotripsy | 電気水圧衝撃波結石破砕療法 |
| ENBD | endoscopic nasobiliary drainage | 内視鏡的経鼻胆管ドレナージ |
| EPBD | endoscopic papillary balloon dilation | 内視鏡的乳頭バルーン拡張術 |
| EPLBD | endoscopic papillary large balloon dilation | 内視鏡的乳頭大口径バルーン拡張術 |
| ERC | endoscopic retrograde cholangiography | 内視鏡的逆行性胆道造影 |
| ERCP | endoscopic retrograde cholangiopancreatography | 内視鏡的逆行性胆道膵管造影 |
| EST | endoscopic sphincterotomy | 内視鏡的乳頭括約筋切開術 |
| ESWL | extracorporeal shock wave lithotripsy | 体外衝撃波結石破砕療法 |
| ETGBD | endoscopic transpapillary gallbladder drainage | 内視鏡的経乳頭的胆嚢ドレナージ |
| EUS | endoscopic ultrasonography | 超音波内視鏡検査 |
| EUS-AG | EUS-guided antegrade technique | EUS下順行性治療 |
| EUS-BD | EUS-guided biliary drainage | EUS下胆道ドレナージ |
| EUS-GBD | EUS-guided gallbladder drainage | EUS下胆嚢ドレナージ |
| GIQLI | gastrointestinal quality of life index | |
| IDUS | intraductal ultrasonography | 管腔内超音波検査 |
| IVR | interventional radiology | |
| LAMS | lumen apposing metal stent | |
| Lap-C | laparoscopic cholecystectomy | 腹腔鏡下胆嚢摘出術 |
| LCBDE | laparoscopic common bile duct exploration | 腹腔鏡下総胆管結石手術 |
| ML | mechanical lithotripsy | 機械的砕石術 |
| MRCP | magnetic resonance cholangiopancreatography | 磁気共鳴胆道膵管造影 |
| MRI | magnetic resonance image | 磁気共鳴画像 |
| NSAIDs | non-steroidal anti-inflammatory drugs | 非ステロイド抗炎症薬 |
| OR | odds ratio | オッズ比 |
| POCS | peroral cholangioscopy | 経口胆道鏡（経口胆管鏡） |
| PTBD | percutaneous transhepatic biliary drainage | 経皮経肝胆道ドレナージ |
| PTC | percutaneous transhepatic cholangiograpy | 経皮経肝胆管造影 |
| PTCS | percutaneous transhepatic cholangioscopy | 経皮経肝胆道鏡 |
| PTCSL | percutaneous transhepatic choledochoscopic lithotomy | 経皮経肝胆道鏡下結石除去術 |
| PTGBA | percutaneous transhepatic gallbladder aspiration | 経皮経肝胆嚢穿刺吸引 |
| PTGBD | percutaneous transhepatic gallbladder drainage | 経皮経肝胆嚢ドレナージ |
| QOL | quality of life | 生活の質 |
| RCT | randomized controlled trial | ランダム化比較試験 |
| RR | risk ratio | リスク比 |

| SMD | standard mean difference | |
|------|--------------------------|------------------|
| UDCA | ursodeoxycholic acid | ウルソデオキシコール酸 |
| US | ultrasonography | 超音波検査 |

# 第1章
# 疫学・病態

## わが国の胆石保有率は増加しているか？

### 回答

● 近年におけるわが国の胆石保有率の増減を示すデータはないが，危険因子である肥満人口の増加とともに増加していることが推測される．
● 肝内結石の保有率については近年減少傾向であったが，胆道手術後の二次性結石の割合が増えて再増加の傾向にある．

### 解説

わが国における胆石保有者数を厚生労働省の「国民生活基礎調査」から推定したところ，1979年の390万人から年々増加し，1993年には1,000万人を超えて人口の約10％に達したとされている[1]．しかし，その後調査は行われておらず，最近25年あまりの推移については不明である．ただし，肥満者の約25％が胆嚢結石を有すると報告されており[2]，成人の肥満人口は特に男性においてこの10年間において30.5％から33.0％と有意に増加していることから[3]，胆嚢結石保有率も増加していることが推測される．その他の調査としては，日本胆道学会が1990年[4]，1996年[5]，1997年[6]，2013年[7]に1ヵ月間の胆石症受診者を全国調査しているが，調査年ごとに対象となった施設・施設数が大きく異なるため，患者数の増減を比較することはできない．なお，胆石症の部位別内訳比率を1997年と2013年で比較すると，胆嚢結石77.7％→74.5％，総胆管結石（胆嚢結石合併含む）21.0％→25.6％，肝内結石1.3％→3.7％と大きな変化はみられなかったが，男女比については，2013年度調査において胆嚢結石，肝内結石の男女比が逆転しており（1：0.90，1：0.83），胆石全体でも男性の比率が高かった．また，結石成分については，胆嚢結石ではコレステロール混成石が14.8％→26.5％と増加し，総胆管結石では純コレステロール石が2.5％→22.2％と著明に増加し，ビリルビンカルシウム石が54.2％→40.7％と減少していた．なお，総胆管結石における純コレステロール石の増加は胆嚢からの落下結石の増加を示唆するが，原因となる胆嚢結石における純コレステロール石の比率は12.8％→11.8％と変化はみられなかった．

肝内結石については，1975〜1984年の第1回調査をはじめとして，これまでに計7回の全国調査が行われている[8]．これによると第1回調査において3.0％であった全胆石中の肝内結石の比率が，2006年（第6回調査）には0.6％と徐々に減少傾向であったが，2011年には1.8％と再度増加しており，胆道手術後の二次性結石の割合が増加していた．

### 文献

1) 厚生統計協会. 患者調査に基づく推計患者数，傷病小分類・年次別. 厚生の指標 1993; **39**: 29-35（横断）
2) 厚生労働省. 令和元年国民健康・栄養調査の概要
   https://www.mhlw.go.jp/content/10900000/000687163.pdf（横断）
3) Calle EE, Rodriguez C, Walker-Thurmond K, et al. Overweight, obesity, and mortality from Cancer in a prospectively studied cohort of U.S. adults. N Engl J Med 2003; **348**: 1625-1638（コホート）
4) 亀田治男，香月武人，谷村 弘，ほか. 日本胆道学会胆石調査委員会報告. 胆道 1990; **4**: 396-404（横断）
5) 谷村 弘，内山和久. 全国胆石症 1996 年度調査結果報告. 胆道 1997; **11**: 133-140（横断）

6）　日本胆道学会胆石調査プロジェクト．1997 年度胆石全国調査報告．胆道 1998; **12**: 276-293（横断）
7）　日本胆道学会学術委員会．胆石症に関する 2013 年度全国調査結果報告．胆道 2014; **28**: 612-617（横断）
8）　Suzuki Y, Mori T, Yokoyama M, et al. Hepatolithiasis: analysis of Japanese nationwide surveys over a period of 40 years. J Hepatobiliary Pancreat Sci 2014; **21**: 617-622（横断）

第
1
章
　
疫
学
・
病
態

## BQ 1-2 【病態と危険因子】

## 胆石症の成因は？

### 回答

● コレステロール胆石の形成には，胆汁中コレステロールの過飽和，結晶化，胆嚢収縮能の低下が関与している．
● ビリルビンカルシウム石の主因は胆道感染である．
● 黒色石の形成にはビリルビン過剰供給に伴う胆汁中非抱合型ビリルビン増加が一因となっていると推測される．

### 解説

　胆石はその成分により，コレステロール胆石，色素胆石（ビリルビンカルシウム石と黒色石），まれな胆石に分類される（表1）．

　コレステロール胆石の形成には，胆汁中コレステロールの過飽和，結晶化，胆嚢収縮能の低下が関与している[1]．コレステロールは水に溶けないため，胆汁酸，リン脂質と混合ミセルを形成して胆汁中に溶けているが，様々な原因によってコレステロールの相対的濃度が上昇すると過飽和状態となる．コレステロール，リン脂質，胆汁酸の肝細胞から胆汁中への分泌は，毛細胆管膜に存在する排泄型の ATP binding cassette（ABC）トランスポーターにより行われるが，コレステロールは ABCG5/G8 により，リン脂質は ABCB4（MDR3）により，胆汁酸は ABCB11（BSEP）によって分泌される[2]．胆汁中の過飽和コレステロールは，胆嚢内でムチンゲル・ビリルビンとともに結晶化し胆泥を形成し，さらに結石へと成長する[3]．胆嚢収縮が良好な状態では，微細な結晶が胆嚢内にできても腸管内に排出され停滞することはないが，収縮能が低下すると胆泥が停滞し結石が形成されやすい[4]．コレステロール胆石形成の危険因子としては，カロリー・動物性脂肪の過剰摂取，高脂血症（特にIV型，高中性脂肪血症），ホルモン補充療法，経口避妊薬の使用，長時間の絶食，急激な体重減少，ダイエット，腸管運動機能の低下，肥満などが指摘されている[2]．

表1　胆石の分類

| コレステロール胆石 |
| --- |
| ・純コレステロール石<br>・混成石<br>・混合石 |
| 色素胆石 |
| ・ビリルビンカルシウム石<br>・黒色石 |
| まれな胆石 |
| ・炭酸カルシウム石<br>・脂肪酸カルシウム石<br>・その他の混成石<br>・その他の胆石 |

　ビリルビンカルシウム石の主な成因は，胆道感染である．胆汁中のビリルビンはグルクロン酸抱合によってビリルビングルクロナイドとなって溶解しているが，腸内細菌が産生する $\beta$-グルクロニダーゼが作用すると遊離ビリルビンとグルクロン酸に加水分解される．また，腸内細菌はホスホリパーゼ $A_2$ や胆汁酸加水分解酵素も産生しており，それぞれリン脂質からパルミチン酸やステアリン酸を，抱合型胆汁酸から非抱合型胆汁酸を生成する．遊離ビリルビンおよびこれらの産生物がカルシウムと結合すると不溶性のカルシウム塩となり，さらに胆汁中の産生ムチンの架橋作用によって凝集して結石が形成されると考えられている[5]．胆道感染には十二指腸からの逆行性感染と門脈行性感染があるが，いずれも胆汁うっ滞をベースとすることが多く，胆管狭窄や傍乳頭憩室，Caroli 症候群などの先天性胆道疾患などが危険因子としてあげられている[6]．

　黒色石もビリルビンを主成分とするが，ビリルビンカルシウム石と異なり，感染を伴わない胆嚢で形成されるといわれている[6]．黒色色素の本態がビリルビン誘導体の重合体やビリルビン金属錯体であることは明らかにされているが，その成因についてはいまだ十分に解明されていない[2]．サラセミア，遺伝性球状赤血球症，鎌状赤血球症といった先天性溶血性貧血や心臓弁置換後においては，溶血によるヘモグロビン代謝の亢進によって増加した非抱合型ビリルビンが重合を受け，Cu や Fe との金属錯体を形成して黒色石が形成されることが推測され，Crohn 病患者や回盲部切除患者においては，胆汁酸の再吸収障害と非抱合型ビリルビン再吸収増加によりビリルビンの腸肝循環が増大することが一因と考えられており，ビリルビンの過剰供給に伴う胆汁中の非抱合型ビリルビンの増加が一因と推測されている[7,8]．また，肝硬変でも胆汁成分の変化に伴い黒色石の合併がみられる．

### ▌文献▌

1) Hay DW, Carey MC. Pathophysiology and pathogenesis of cholesterol gallstone formation. Semi Liver Dis 1990; **10**: 159-170
2) 正田純一．胆石の種類と成因．胆道 2013; **27**: 672-679
3) Ko CW, Sekijima JH, Lee SP. Biliary sludge. Ann Intern Med 1999; **130** (4 Pt 1): 301-311
4) Jonkers IJ, Smelt AH, Ledeboer M, et al. Gall bladder dysmotility: a risk factor for gall stone formation in hypertriglyceridaemia and reversal on triglyceride lowering therapy by bezafibrate and fish oil. Gut 2003; **52**: 109-115 (非ランダム)
5) Carey MC. Pathogenesis of gallstones. Am J Surg 1993; **165**: 410-419
6) Vítek L, Carey MC. New pathophysiological concepts underlying pathogenesis of pigment gallstones. Clin Res Hepatol Gastroenterol 2012; **36**: 122-129
7) Ise H, Moriyasu N, Suzuki N, et al. Pathogenesis of black stones. J Hepatobiliary Pancreat Surg 1997; **4**: 412-416
8) Vitek L, Carey MC. Enterohepatic cycling of bilirubin as a cause of 'black' pigment gallstones in adult life. Eur J Clin Invest 2003; **33**: 799-810

# 胆嚢結石の危険因子は何か？

### 回 答

● 古典的な 5F（Forty（年齢），Female（女性），Fatty（肥満），Fair（白人），Fertile（妊娠・出産））が依然として強い危険因子である．さらに脂質異常症，消化管手術歴，ダイエットなどもリスク上昇と関連する．

### 解説

　胆石症の危険因子は，古くから，「5F」といわれてきたように性別，年齢，肥満，人種，妊娠・出産経験などがあげられる．ただし日本の全国調査の結果では男女比が逆転している（BQ 1-1 参照）

　疫学的には，人種について南米・北米の特にチリインディオ女性の胆石症保有率は 49.4% と非常に高いことが知られている[1]．このような人種・地域性は後述するコレステロール代謝酵素の遺伝子多型によってある程度説明可能である．また，肥満と胆嚢結石に強い関連がみられることは古くからよく知られている[2]．脂質異常症患者（高中性脂肪血症患者）では健常人に比して胆石の保有率が高く[3]，最近の報告では，血中の低 HDL 血症も危険因子と報告されている（BQ 1-2 参照）[4]．

　さらに胆汁の組成に影響を及ぼす因子として以下のようなものが報告されている[5]．高カロリー食[6]，女性ホルモン（妊娠）[7]，長期間の経口避妊薬[8]，極端な体重減少[9]，肥満（インスリン抵抗性）[10]，脂質異常症[11] などである．また，回腸切除，Crohn 病，肝硬変などは胆汁酸喪失を引き起こし，結腸での吸収増加，胆汁中ビリルビン濃度を高めるため催石性が高まると考えられている．腸内細菌の変化は腸肝循環に変化を生じさせ循環胆汁酸プールの減少，二次胆汁酸であるデオキシコール酸の増加，コレステロール過飽和[12, 13] を招来するため危険因子となりうる．また，肥満患者の減量手術は胆汁中のムコ糖蛋白の増量という胆汁組成の変化も惹起しうる[14]．メタボリックシンドローム・脂肪肝では HIF1$\alpha$ の上昇を介して胆汁の濃縮を促進するという報告もみられる[15]．また，古くから知られるように黒色石は非抱合胆汁酸の増加をきたす溶血性貧血患者に多く認められる．

　胆嚢の収縮能低下に関連する因子として，絶食・ダイエット，完全静脈栄養，妊娠，胃手術による胆嚢収縮活動の低下などがあげられる[16~19]．また，小腸・大腸通過時間の遅延[20] が二次胆汁酸の増加を引き起こし，催石性を高めることも報告されている．

　一方，リスク軽減効果が期待されているものとしては以下のものがあげられる．食品では，魚油[21]，野菜，ナッツ[22]，植物性蛋白，カフェイン（コーヒー）[23]，ダイエット中の脂肪摂取[24] などである．飲酒もリスクを低下させるという報告がみられる[25]．また，ジョギングや自転車などのレクリエーションは胆嚢結石のリスクを低下させるという[26]．薬物としては，脂質代謝改善薬[27, 28]，胆汁酸製剤である UDCA の服用がリスクを低下させる[6, 29]．また，腸管運動改善薬シサプリドによる胆嚢結石のリスク軽減が報告されている[30]．

## ■ 文献 ■

1) Shaffer EA. Epidemiology and risk factors for gallstone disease: Has the paradigm changed in the 21st Century? Curr Gastroenterol Rep 2005; **7**: 132-140

2) Stampfer MJ, Maclure KM, Colditz GA, et al. Risk of symptomatic gallstones in women with severe obesity. Am J Clin Nutr 1992; **55**: 652-658（コホート）

3) Halpern Z, Rubin M, Harach G, et al. Bile and plasma lipid composition in non-obese normolipidemic subjects with and without cholesterol gallstones. Liver 1993; **13**: 246-252（ケースコントロール）

4) Kim HS, Cho SK, Kim CS, et al. Big data and analysis of risk factors for gallbladder disease in the young generation of Korea. PLoS One 2019; **14**: e0211480（横断）

5) Méndez-Sánchez N, Zamora-Valdés D, Chávez-Tapia NC, et al. Role of diet in cholesterol gallstone formation. Clinica Chimica Acta 2007; **376**: 1-8

6) Cuevas A, Miquel JF, Reyes MS. Diet as a risk factor for cholesterol gallstone disease. J Am Coll Nutr 2004; **23**: 187-196

7) Barbara L, Sama C, Morselli Labate AM, et al. A population study on the prevalence of gallstone disease: the Sirmione Study. Hepatology 1987; **7**: 913-917（コホート）

8) Grodstein F, Colditz GA, Hunter DJ, et al. A prospective study of symptomatic gallstones in women: relation with oral contraceptives and other risk factors. Obstet Gynecol 1994; **84**: 207-214（コホート）

9) Everhart JE. Contributions of obesity and weight loss to gallstone disease. Ann Intern Med 1993; **119**: 1029-1035

10) 大屋敏秀, 田妻　進. 胆石・膵石の成因と性状. 消化器内視鏡 2019; **31**: 1594-1600

11) Tsai CJ, Leitzmann MF, Willett WC, et al. Macronutrients and insulin resistance in cholesterol gallstone disease. Am J Gastroenterol 2008; **103**: 2932-2939

12) Thomas LA, Veysey MJ, Bathgate T, et al. Mechanism for the transit-induced increase in colonic deoxycholic acid formation in cholesterol cholelithiasis. Gastroenterology 2000; **119**: 806-815（ケースコントロール）

13) Colecchia A, Mazzella G, Sandri L, et al. Ursodeoxycholic acid improves gastrointestinal motility defects in gallstone patients. World J Gastroenterol 2006; **12**: 5336-5343（非ランダム）

14) Gustafsson U, Benthin L, Granström L, et al. Changes in gallbladder bile composition and crystal detection time in morbidly obese subjects after bariatric surgery. Hepatology 2005; **41**: 1322-1328（ケースシリーズ）

15) Asai Y, Yamada T, Tsukita S, et al. Activation of the hypoxia inducible Factor 1 α subunit pathway in steatotic liver contributes to formation of cholesterol gallstones. Gastroenterology 2017; **152**: 1521-1535

16) Pomeranz IS, Shaffer EA. Abnormal gallbladder emptying in a subgroup of patients with gallstones. Gastroenterology 1985; **88**: 787-791（ケースコントロール）

17) Pauletzki J, Althaus R, Holl J, et al. Gallbladder emptying and gallstone formation: a prospective study on gallstone recurrence. Gastroenterology 1996; **111**: 765-771（ケースシリーズ）

18) Portincasa P, Di Ciaula A, Wang HH, et al. Coordinate regulation of gallbladder motor function in the gut-liver axis. Hepatology 2008; **47**: 2112-2126

19) Inoue K, Fuchigami A, Higashide S, et al. Gallbladder sludge and stone formation in relation to contractile function after gastrectomy. A prospective study. Ann Surg 1992; **215**: 19-26（ケースシリーズ）

20) Shoda J, He BF, Tanaka N, et al. Increase of deoxycholate in supersaturated bile of patients with cholesterol gallstone disease and its correlation with de novo syntheses of cholesterol and bile acids in liver, gallbladder emptying, and small intestinal transit. Hepatology 1995; **21**: 1291-1302（ケースコントロール）

21) Jonkers IJ, Smelt AH, Ledeboer M, et al. Gall bladder dysmotility: a risk factor for gall stone formation in hypertriglyceridaemia and reversal on triglyceride lowering therapy by bezafibrate and fish oil. Gut 2003; **52**: 109-115（ケースコントロール）

22) Tsai CJ, Leitzmann MF, Hu FB, et al. A prospective cohort study of nut consumption and the risk of gallstone disease in men. Am J Epidemiol 2004; **160**: 961-968（コホート）

23) Leitzmann MF, Stampfer MJ, Willett WC, et al. Coffee intake is associated with lower risk of symptomatic gallstone disease in women. Gastroenterology 2002; **123**: 1823-1830（コホート）

24) Festi D, Colecchia A, Orsini M, et al. Gallbladder motility and gallstone formation in obese patients following very low calorie diets. Use it (fat) to lose it (well). Int J Obes Relat Metab Disord 1998; **22**: 592-600（ケースコントロール）

25) Cha BH, Jang MJ, Lee SH. Alcohol consumption can reduce the risk of gallstone disease: a systematic review with a dose-response meta-analysis of case-control and cohort studies. Gut Liver 2019; **13**: 114-131（メタ）

26) Leitzmann MF, Rimm EB, Willett WC, et al. Recreational physical activity and the risk of cholecystectomy

in women. N Engl J Med 1999; **341**: 777-784（コホート）

27） Shoda J, Miyamoto J, Kano M, et al. Simultaneous determination of plasma mevalonate and 7alpha-hydroxy-4-cholesten-3-one levels in hyperlipoproteinemia: convenient indices for estimating hepatic defects of cholesterol and bile acid syntheses and biliary cholesterol supersaturation. Hepatology 1997; **25**: 18-26（ケースコントロール）

28） Tsai CJ, Leitzmann MF, Willett WC, et al. Statin use and the risk of cholecystectomy in women. Gastroenterology 2009; **136**: 1593-1600（コホート）

29） Festi D, Frabboni R, Bazzoli F, et al. Gallbladder motility in cholesterol gallstone disease: effect of ursodeoxycholic acid administration and gallstone dissolution. Gastroenterology 1990; **99**: 1779-1785（ケースコントロール）

30） Veysey MJ, Malcolm P, Mallet AI, et al. Effects of cisapride on gall bladder emptying, intestinal transit, and serum deoxycholate: a prospective, randomised, double blind, placebo controlled trial. Gut 2001; **49**: 828-834（ランダム）

# BQ 1-4 　　　　　　　　　　　　　　　　　　　　　　　【自然史】

## 胆嚢結石の自然史は？

### 回答

●胆嚢結石例は，少数に重篤な症状あるいは合併症を発症する．

### 解説

　胆嚢結石は発見後に徐々に数と大きさが増す症例もあれば，長期間変化しない症例もある．胆嚢結石患者において年1〜2％の患者が重篤な症状を発症するといわれてきた．Festi らが胆石症を集積した研究では，約70％の患者は無症状で発見され，平均8.7年間の経過観察中に有症状化したのはそのうち約20％と報告されている[1]．このうち軽症が11％，重症が11％であった．軽度有症状化した患者の59％はその後に無症状に回復した．北欧の調査でも約20％の患者が有症状化したと報告されている[2]．Persson らは153例を6年間フォローアップしたところ胆嚢炎が12％に認められ，落下結石による膵炎が1％，黄疸が2％に発生したと報告している[3]．

　一方，胆嚢結石が自然排出されることは18世紀から知られていた．小結石の場合は，総胆管・十二指腸に落下したものが多く，大結石の場合は胆嚢と腸管の瘻孔を介して排出されたものが多いものと思われるが，瘻孔がない大結石症例でも無症状のままで胆嚢結石が消失した例が報告されている[4,5]．

　重篤な症状は急性胆嚢炎あるいは総胆管結石，急性胆管炎，急性膵炎，によって生じる．古い報告であるが，有症状化率は診断後1〜3年が高く，男性よりも女性に，肥満患者に多いとされている[6]．また，登録前に胆道疝痛を経験したことのある患者において，その後に有症状化しやすいとの報告もみられる[7]．有症状化する危険因子として結石が大きいもの，多数あるものがあげられている．

　以上のように，無症状の胆嚢結石患者に対して一律に治療介入を行うことは利益が少ないと予想される．実際に，前述したFesti らの研究では有症状化した223例中胆嚢摘出術が施行されたのは111例（48％）であった[1]．軽度の症状を有する患者に対する胆嚢摘出術の適応に関して，Lamberts らは，①時折生じる痛みがあること，②発症して1年未満であること，の2条件によって胆嚢摘出術を行う対象を制限したところ，疼痛消失効果が上昇するだけでなく，医療経済的にも優れていたと報告している[8]．一方，システマティックレビューでは，観察群（非手術）においても半数の症例は手術をせずに経過観察可能であり，重篤な合併症を起こさなかったことが報告されている[9]．以上のように，軽度の症状の場合は手術治療が優れていると言い切れない[10]．

　ただし，胆嚢結石の経過中に胆嚢癌が発見されることもあるので，経過観察にあたっては注意が必要である（CQ 1-1 参照）．

### 文献

1) Festi D, Reggiani ML, Attili AF, et al. Natural history of gallstone disease: expectant management or active treatment? Results from a population-based cohort study. J Gastroenterol Hepatol 2010; **25**: 719-724（横断）
2) Shabanzadeh DM, Sørensen LT, Jørgensen T. A prediction rule for risk stratification of incidentally discov-

ered gallstones: results from a large cohort study. Gastroenterology 2016; **150**: 156-167（コホート）

3）Persson GE. Expectant management of patients with gallbladder stones diagnosed at planned investigation a prospective 5- to 7-year follow-up study of 153 patients. Scand J Gastroenterol 1996; **31**: 191-199（コホート）

4）Dworken HJ. Recent experiences with spontaneously disappearing gallstones. Gastroenterology 1960; **38**: 76-86（ケースシリーズ）

5）Norman Jr CH, Butera DG. Spontaneously disappearing gallstones. J Natl Med Assoc 1979; **71**: 61（ケースシリーズ）

6）Friedman GD. Natural history of asymptomatic and symptomatic gallstones. Am J Surg 1993; **165**: 399-404

7）Thistle JL, Cleary PA, Lachin JM, et al. The natural history of cholelithiasis: the National Cooperative Gallstone Study. Ann Intern Med 1984; **101**: 171-175（コホート）

8）Lamberts MP, Özdemir C, Drenth JPH, et al. Cost-effectiveness of a new strategy to identify uncomplicated gallstone disease patients that will benefit from a cholecystectomy. Surg Endosc 2017; **31**: 2534-2540（ケースコントロール）

9）Brazzelli M, Cruickshank M, Kilonzo M, et al. Systematic review of the clinical and cost effectiveness of cholecystectomy versus observation/conservative management for uncomplicated symptomatic gallstones or cholecystitis. Surg Endosc 2015; **29**: 637-647（メタ）

10）Schmidt M, Sondenaa K, Vetrhus M, et al. A randomized controlled study of uncomplicated gallstone disease with a 14-year follow-up showed that operation was the preferred treatment. Dig Surg 2011; **28**: 270-276（ランダム）

# CQ 1-1　　　　　　　　　　　　　　　　　　　　　　　　【自然史】

## 胆囊結石は胆囊癌の危険因子か？

### 推 奨

● 胆囊結石が胆囊癌の危険因子であるとする明らかなエビデンスはない.
　　【推奨の強さ：―（推奨なし）（合意率 100%），エビデンスレベル：D 】

### 解説

　胆囊癌に 69～96％と高率に胆囊結石が併存することはよく知られている[1].

　胆囊結石と胆囊癌の関連を検討したケースコントロール研究がこれまでに多数報告されており[2~17]，相対危険度 2.3～34.4 とばらつきはあるものの，いずれも胆囊結石と胆囊癌は関連ありと結論づけられている．特に結石が大きい例[2,17]，結石が大きく数が多い例[12,14]，非コレステロール石（混合石）[11]，有症状例[11]，有症状期間が長い症例[12] における胆囊癌合併リスクが高いとされているが，胆囊結石が原因で胆囊癌ができるのか，胆囊癌の発生過程に結石が形成されやすいのか，すなわち原因なのか結果なのかを判断することは難しい．

　コホート研究については，これまで 4 編が報告されており[18~21]，Maringhini ら[18] は，胆囊結石症例 2,583 例を長期（中央値 13.3 年）経過観察したところ，5 例に胆囊癌の発生を認め，男性においてのみではあるが，健常人よりも胆囊癌発生率が高かったとしている（相対危険度 8.3）．Chow ら[19] も胆囊結石非処置例 17,715 例を平均 6.1 年経過観察したところ，42 例に胆囊癌を認め，相対危険度 3.6 とやはり胆囊癌発生率が高かったとしており，本邦における大規模コホート研究（JPHC study）においても胆囊結石は胆囊癌のリスクを高める（ハザード比 3.01）と報告されている[20]．また，Randi ら[22] は 3 編のコホート研究[18,19,21] と 7 編のケースコントロール研究[3~6,8~10] のメタアナリシスを行い，胆囊結石は相対危険度 4.9 と最も強い胆囊癌の危険因子であったと報告している．これに対して Yagyu ら[21] は，113,394 例を 11 年経過観察したところ，胆囊結石/胆囊炎既往例の胆囊癌発癌ハザード比は 1.07 と，胆囊癌発生との関連性について否定的なデータを残している．これらの結果をまとめると，胆囊結石と胆囊癌に関連があることに異論はないが，胆囊結石が胆囊癌の発生に直接関与するかどうかについては，胆囊結石症例における胆囊癌発生例が極めて低いことや否定的な意見もあることから，現時点で結論づけることはできない．

　なお，陶器様胆囊については従来胆囊癌の高度危険因子とされてきたが，近年のシステマティックレビュー[23] によると，陶器様胆囊の胆囊癌合併率はわずか 6％であり，背景因子をマッチングした対照群における合併率（1％）と有意な差はあるものの（相対危険度 8.0），最近ではこれまでいわれてきたほどの危険因子ではないと考えられている．

　また，萎縮胆囊についても結石の充満などによって胆囊壁の評価が困難であり，胆囊癌の危険因子として胆囊摘出術の適応と考えられてきたが[24,25]，実際には萎縮胆囊における胆囊癌の合併頻度は明らかではなく，慢性胆囊炎によって胆囊上皮が廃絶した状態が萎縮胆囊であることから，萎縮胆囊の有症状化や胆囊癌の発生は否定的とする見解もある[26].

## ■文献■

1) Cariati A, Piromalli E, Cetta F. Gallbladder cancers: associated conditions, histological types, prognosis, and prevention. Eur J Gastroenterol Hepatol 2014; **26**: 562-569（横断）

2) Diehl AK. Gallstone size and the risk of gallbladder cancer. JAMA 1983; **250**: 2323-2326（ケースコントロール）

3) Lowenfels AB, Lindstrom CG, Conway MJ, et al. Gallstones and risk of gallbladder cancer. J Natl Cancer Inst 1985; **75**: 77-80（ケースコントロール）

4) Nervi F, Duarte I, Gomez G, et al. Frequency of gallbladder cancer in Chile, a high-risk area. Int J Cancer 1988; **41**: 657-660（ケースコントロール）

5) WHO. Combined oral contraceptives and gallbladder cancer. The WHO collaborative study of neoplasia and steroid contraceptives. Int J Epidemiol 1989; **18**: 309-314（ケースコントロール）

6) Kato K, Akai S, Tominaga S, et al. A case-control study of biliary tract cancer in Niigata Prefecture, Japan. Jpn J Cancer Res 1989; **80**: 932-938（ケースコントロール）

7) Kimura W, Shimada H, Kuroda A, et al. Carcinoma of the gallbladder and extrahepatic bile duct in autopsy cases of the aged, with special reference to its relationship to gallstones. Am J Gastroenterol 1989; **84**: 386-390（ケースコントロール）

8) Zatonski WA, Lowenfels AB, Boyle P, et al. Epidemiologic aspects of gallbladder cancer: a case-control study of the SEARCH Program of the International Agency for Research on Cancer. J Natl Cancer Inst 1997; **89**: 1132-1138（ケースコントロール）

9) Okamoto M, Okamoto H, Kitahara F, et al. Ultrasonographic evidence of association of polyps and stones with gallbladder cancer. Am J Gastroenterol 1999; **94**: 446-450（ケースコントロール）

10) Khan ZR, Neugut AI, Ahsan H, et al. Risk factors for biliary tract cancers. Am J Gastroenterol 1999; **94**: 149-152（ケースコントロール）

11) Scott TE, Carroll M, Cogliano FD, et al. A case-control assessment of risk factors for gallbladder carcinoma. Dig Dis Sci 1999; **44**: 1619-1625（ケースコントロール）

12) Csendes A, Becerra M, Rojas J, et al. Number and size of stones in patients with asymptomatic and symptomatic gallstones and gallbladder carcinoma: a prospective study of 592 cases. J Gastrointest Surg 2000; **4**: 481-485（ケースコントロール）

13) Serra I, Yamamoto M, Calvo A, et al. Association of chili pepper consumption, low socioeconomic status and longstanding gallstones with gallbladder cancer in a Chilean population. Int J Cancer 2002; **102**: 407-411（ケースコントロール）

14) Roa I, Ibacache G, Roa J, et al. Gallstones and gallbladder cancer-volume and weight of gallstones are associated with gallbladder cancer: a case-control study. J Surg Oncol 2006; **93**: 624-628（ケースコントロール）

15) Ahrens W, Timmer A, Vyberg M, et al. Risk factors for extrahepatic biliary tract carcinoma in men: medical conditions and lifestyle: results from a European multicentre case-control study. Eur J Gastroenterol Hepatol 2007; **19**: 623-630（ケースコントロール）

16) Grainge MJ, West J, Solaymani-Dodaran M, et al. The antecedents of biliary cancer: a primary care case-control study in the United Kingdom. Br J Cancer 2009; **100**: 178-180（ケースコントロール）

17) Alvi AR, Siddiqui NA, Zafar H. Risk factors of gallbladder cancer in Karachi-a case-control study. World J Surg Oncol 2011; **9**: 164（ケースコントロール）

18) Maringhini A, Moreau JA, Melton LJ III, et al. Gallstones, gallbladder cancer, and other gastrointestinal malignancies: an epidemiologic study in Rochester, Minnesota. Ann Intern Med 1987; **107**: 30-35（コホート）

19) Chow WH, Johansen C, Gridley G, et al. Gallstones, cholecystectomy and risk of cancers of the liver, biliary tract and pancreas. Br J Cancer 1999; **79**: 640-644（コホート）

20) Ishiguro S, Inoue M, Kurahashi N, et al. Risk factors of biliary tract cancer in a large-scale population-based cohort study in Japan (JPHC study); with special focus on cholelithiasis, body mass index, and their effect modification. Cancer Causes Control 2008; **19**: 33-41（コホート）

21) Yagyu K, Lin Y, Obata Y, et al. Bowel movement frequency, medical history and the risk of gallbladder cancer death: a cohort study in Japan. Cancer Sci 2004; **95**: 674-678（コホート）

22) Randi G, Franceschi S, Vecchia CL. Gallbladder cancer world wide: geographical distribution and risk factors. Int J Cancer 2006; **118**: 1591-1602（メタ）

23) Schnelldorfer T. Porcelain gallbladder: a benign process or concern for malignancy? J Gastrointest Surg 2013; **17**: 1161-1168（メタ）

24) 野村幸伸, 乾 和郎, 芳野純治, ほか.【胆石症診療の新展開 時代とともに変わってきた治療法】胆石症の成因, 疫学 胆嚢結石と胆嚢癌. 内科 2005; **95**: 223-226

25) 大谷和広, 千々岩一男, 大内田次郎, ほか.【胆道癌診療ガイドラインを学ぶ 最新のエビデンスとコンセンサス】胆石症・胆嚢ポリープの切除適応について. 外科 2009; **71**: 29-33

26) 堀口祐爾, 坂本宏司, 原田雅生, ほか.【胆石症診療の新展開 時代とともに変わってきた治療法】胆石症の治療 無症状の胆嚢結石の自然経過と治療方針. 内科 2005; **95**: 251-254

# BQ 1-5 【自然史】

## 肝内結石は肝内胆管癌の危険因子か？

### 回答

● 肝内結石は肝内胆管癌の危険因子である．

### 解説

　肝内結石に肝内胆管癌が合併する頻度は 2.4〜23.3％ と報告されている[1~18]．特に有症状の症例では 21.4％ と高率の報告もみられる[19]．肝内胆管癌の合併は肝内結石の長期予後を大きく左右する因子であることは広く認知されている．肝内結石に肝内胆管癌が合併する危険因子としては，以下のようなものがあげられている．胃切除の既往[20]，胆道消化管再建の既往[20,22]，血清 CA19-9 高値[20]，遺残結石[20]，喫煙[21]，癌の家族歴[21]，10 年以上持続する症状[21]，肝萎縮[19,22] などである．

　肝内結石の初回治療後の経過中に異時性に肝内胆管癌が発見されるのは 1.6〜9.1％ とばらつきがみられる[1,23~32]．Meng らによれば異時性癌発生の危険因子は，結石の遺残，結石の存在する肝区域の不完全切除，肝管空腸吻合の存在であった[31]．Kim らも，経過中の肝内胆管癌の発生は，遺残結石がある患者の 10.4％ に対して遺残がない患者では 3.3％ と低率であったと報告している[30]．以上のように，いまだ明確な予測因子は確立されていないものの，遺残結石がある症例では経過中に高率に肝内胆管癌が発見されるので厳重なフォローアップが必要である．

### 文献

1) Koga A, Ichimiya H, Yamaguchi K, et al. Hepatolithiasis associated with cholangiocarcinoma. Possible etiologic significance. Cancer 1985; **55**: 2826-2829（ケースシリーズ）
2) Chen MF, Jan YY, Wang CS, et al. A reappraisal of cholangiocarcinoma in patient with hepatolithiasis. Cancer 1993; **71**: 2461-2465（ケースシリーズ）
3) Sheen-Chen SM, Chou FF, Eng HL. Intrahepatic cholangiocarcinoma in hepatolithiasis: a frequently overlooked disease. J Surg Oncol 1991; **47**: 131-135（ケースシリーズ）
4) 川原田嘉文，三田孝行．肝内結石症と肝内胆管癌．胆と膵 1994; **15**: 435-446（ケースシリーズ）
5) Chijiiwa K, Yamashita H, Yoshida J, et al. Current management and long-term prognosis of hepatolithiasis. Arch Surg 1995; **130**: 194-197（ケースシリーズ）
6) Kubo S, Kinoshita H, Hirohashi K, et al. Hepatolithiasis associated with cholangiocarcinoma. World J Surg 1995; **19**: 637-641（ケースシリーズ）
7) Liu CL, Fan ST, Wong J. Primary biliary stones: Diagnosis and management. World J Surg 1998; **22**: 1162-1166（ケースシリーズ）
8) Chen DW, Tung-Ping PR, Liu CL, et al. Immediate and long-term outcomes of hepatectomy for hepatolithiasis. Surgery 2004; **135**: 386-393（ケースシリーズ）
9) Cheung MT, Kwok PC. Liver resection for intrahepatic stones. Arch Surg 2005; **140**: 993-997（ケースコントロール）
10) Vetrone G, Ercolani G, Grazi GL, et al. Surgical therapy for hepatolithiasis: a Western experience. J Am Coll Surg 2006; **202**: 306-312（ケースシリーズ）
11) Lee TY, Chen YL, Chang HC, et al. Outcomes of hepatectomy for hepatolithiasis. World J Surg 2007; **31**: 479-482（ケースシリーズ）
12) Al-Sukhni W, Gallinger S, Pratzer A, et al. Recurrent pyogenic cholangitis with hepatolithiasis-the role of surgical therapy in North America. J Gastrointest Surg 2008; **12**: 496-503（ケースコントロール）
13) Cheon YK, Cho YD, Moon JH, et al. Evaluation of long-term results and recurrent factors after operative

and nonoperative treatment for hepatolithiasis. Surgery 2009; **146**: 843-853 (ケースコントロール)

14） Uenishi T, Hamba H, Takemura S, et al. Outcomes of hepatic resection for hepatolithiasis. Am J Surg 2009; **198**: 199-202 (ケースシリーズ)

15） Tabrizian P, Jibara G, Shrager B, et al. Hepatic resection for primary hepatolithiasis: a single-center Western experience. J Am Coll Surg 2012; **215**: 622-626 (ケースシリーズ)

16） Suzuki Y, Mori T, Abe N, et al. Predictive factors for cholangiocarcinoma associated with hepatolithiasis determined on the basis of Japanese Multicenter study. Hepatology Res 2012; **42**: 166-170 (横断)

17） Guglielmi A, Ruzzenente A, Valdegamberi A, et al. Hepatolithiasis-associated cholangiocarcinoma: results from a multi-institutional national database on a case series of 23 patients. Eur J Surg Oncol 2014; **40**: 567-575 (ケースシリーズ)

18） Zhu QD, Zhou MT, Zhou QQ, et al. Diagnosis and surgical treatment of intrahepatic hepatolithiasis combined with cholangiocarcinoma. World J Surg 2014; **38**: 2097-2104 (ケースシリーズ)

19） 古川正人，佐々木　誠，大坪光次，ほか．肝内結石症例の自然経過．胆と膵 1998; **19**: 1021-1027 (ケースシリーズ)

20） Jo JH, Chung MJ, Park JY, et al. High serum CA19-9 levels are associated with an increased risk of cholangiocarcinoma in patients with intrahepatic duct stones: a case-control study. Surg Endosc 2013; **27**: 4210-4216 (ケースコントロール)

21） Liu ZY, Zhou YM, Shi LH, et al. Risk factors of intrahepatic cholangiocarcinoma in patients with hepatolithiasis: a case-control study. Hepatobiliary Pancreat Dis Int 2011; **10**: 626-631 (ケースコントロール)

22） 鈴木　裕，森　俊幸，横山政明，ほか．肝内結石症における肝内胆管癌合併の危険因子．胆道 2013; **27**: 700-704 (横断)

23） Chijiiwa K, Ichimiya H, Kuroki S, et al. Late development of cholangiocarcinoma after the treatment of hepatolithiasis. Surg Gynecol Obstet 1993; **177**: 279-282 (ケースシリーズ)

24） Jan YY, Chen MF, Wang CS, et al. Surgical treatment of hepatolithiasis: long-term results. Surgery 1996; **120**: 509-514 (ケースコントロール)

25） Huang MH, Chen CH, Yang JC, et al. Long-term outcome of percutaneous transhepatic cholangioscopic lithotomy for hepatolithiasis. Am J Gastroenterol 2003; **98**: 2655-2662 (ケースシリーズ)

26） Lee TY, Chen YL, Chang HC, et al. Outcomes of hepatectomy for hepatolithiasis. World J Surg 2007; **31**: 479-482 (ケースシリーズ)

27） Li SQ, Liang LJ, Peng BG, et al. Outcomes of liver resection for intrahepatic stones: a comparative study of unilateral versus bilateral disease. Ann Surg 2012; **255**: 946-953 (ケースシリーズ)

28） Lin CC, Lin PY, Chen YL. Comparison of concomitant and subsequent cholangiocarcinomas associated with hepatolithiasis: Clinical implications. World J Gastroenterol 2013; **19**: 375-380 (ケースシリーズ)

29） Tsuyuguchi T, Miyakawa K, Sugiyama H, et al. Ten-year long-term results after non-surgical management of hepatolithiasis, including cases with choledochoenterostomy. J Hepatobiliary Pancreat Sci 2014; **21**: 795-800 (ケースコントロール)

30） Kim HJ, Kim JS, Suh SJ, et al. Cholangicarcinoma risk as long-term outcome after hepatic resection in the hepatolithiasis patients. World J Surg 2015; **39**: 1537-1542 (ケースシリーズ)

31） Meng ZW, Han SH, Zhu JH, et al. Risk Factors for Cholangiocarcinoma After Initial Hepatectomy for Intrahepatic Stones. World J Surg 2017; **41**: 835-843 (ケースシリーズ)

32） Kim HJ, Kang TU, Swan H, et al. Incidence and Prognosis of Subsequent Cholangiocarcinoma in Patients with Hepatic Resection for Bile Duct Stones. Dig Dis Sci 2018; **63**: 3465-3473 (横断)

# 第2章
# 診断

## 胆嚢結石の症状は？

### 回答

● 胆嚢結石の多くは無症状であるが，右季肋部の疼痛や違和感などを呈することがあり，発作時には激しい心窩部痛をきたし悪心・嘔吐を伴うこともある．急性胆嚢炎を発症するとさらに発熱を伴う．

### 解説

胆嚢結石の 60〜80％は無症候性である[1]．症状としては右季肋部の疼痛や違和感などを呈することがある．また，発作時には心窩部の激しい腹痛が特徴である．持続時間は 15〜30 分以上で，発作時には約 60％において右の肩甲骨から肩にかけての放散痛があり，悪心・嘔吐もしばしば伴う[2]．胆嚢炎を発症すると発熱を伴うようになる．症状は食後数時間で起こることが多く，高脂肪食で誘発されることが多いとされている．約半数の患者で初回発作から 1 年以内に発作を繰り返す[3]．一方で約 30％の患者では症状は 1 回のみである[4]．また，胆嚢結石は総胆管へ落下することがあり，その際には黄疸などの総胆管結石としての症状を呈する．

2013 年に行われた日本胆道学会による全国胆石症調査では，治療を受けた胆嚢結石症（439 例）の初発症状について，腹痛・背部痛（57.1％），発熱（9.5％），悪心・嘔吐（7.5％），黄疸（3.3％），症状なし（34.9％）と報告されている[5]．

### 文献

1) Gibney EJ. Asymptomatic gallstones. Br J Surg 1990; **77**: 368-372（コホート）
2) Portincasa P, Moschetta A, Petruzzelli M, et al. Gallstone disease: Symptoms and diagnosis of gallbladder stones. Best Pract Res Clin Gastroenterol 2006; **20**: 1017-1029（コホート）
3) Tomida S, Abei M, Yamaguchi T, et al. Long-term ursodeoxycholic acid therapy is associated with reduced risk of biliary pain and acute cholecystitis in patients with gallbladder stones: a cohort analysis. Hepatology 1999; **30**: 6-13（コホート）
4) Thistle JL, Cleary PA, Lachin JM, et al. The natural history of cholelithiasis: the National Cooperative Gallstone Study. Ann Intern Med 1984; **101**: 171-175（コホート）
5) Tazuma S, Kanno K, Kubota K, et al. Report on the 2013 national cholelithiasis survey in Japan. J Hepatobiliary Pancreat Sci 2015; **22**: 392-395（コホート）

# BQ 2-(1)-2

## 胆嚢結石の診断はどのように進めるか？

### 回 答

● 胆嚢結石を疑う症状を呈する症例に対し，血液検査，腹部 US を行う．描出不良・診断困難例，胆管炎・胆管結石，Mirizzi 症候群・合流部胆石や胆嚢癌の併存を疑う症例では腹部 CT，MRI/MRCP，EUS を施行する．

### 解説

　胆嚢結石の存在診断はフローチャートに示すように，まず外来で施行可能な病歴聴取，身体所見，血液検査，腹部 US を施行する．胆嚢描出不良・結石診断困難な症例では CT，MRI/MRCP，EUS によって診断する．胆嚢結石が確診された症例であっても，必要な症例では総胆管結石，胆嚢癌併存診断のためにこれらの検査を行う．

　肝胆道系酵素上昇例では胆管結石や Mirizzi 症候群・合流部胆石の併存を疑う[1]．炎症反応が高く発熱を伴う症例では急性胆嚢炎を疑って精査を進めていく．画像で壁肥厚を伴う症例では胆嚢癌の併存について精査する．

　画像診断の方法としては，腹部 US が簡便かつ低侵襲であり，存在診断も可能である．胆嚢描出不良例や結石とポリープ，腫瘍，胆泥との鑑別が難しい診断困難例では CT（造影 CT が望ましい），MRI/MRCP，EUS などを施行する．CT での胆石の描出はカルシウム含量に左右され，純コレステロール（カルシウム含量 0.8％以下）を除く胆石は描出される[2]．また，US で描出しにくい肥満患者に胆嚢造影 CT が有用であると報告されているが，造影剤のアレルギーや MRCP の登場などにより施行例は減少している[3]．X 線透過結石（純コレステロール結石）では CT は無効であるので，ほかの画像モダリティでの検査が必要となる．MRI の診断能に関して，本邦からは急性胆嚢炎の 45 例に MRCP を施行し，18％に嵌頓結石を認めたと報告されている[4]．腹部 US で胆嚢結石を認めなかった 45 例に EUS を施行し，感度 98％，特異度 96％で診断できたという報告があり，EUS の診断率も高いと考えられる[5]．胆管炎・胆管結石，Mirizzi 症候群・合流部胆石，胆嚢癌の併存を疑う所見を呈する症例でも同様に造影 CT，MRI/MRCP，EUS を施行する．

　他疾患の併存が否定された胆嚢結石では，その後の治療方針にかかわるので，病態により無症状胆嚢結石，有症状胆嚢結石，急性胆嚢炎に分類する．無症状例は検診などで偶然に発見され，これまでに胆嚢結石に起因すると思われる症状がない症例である．胆嚢結石の症状，急性胆嚢炎の診断は他項に詳述されているので参照されたい．

### 文献

1) Peng WK, Sheikh Z, Pterson-Brown S, et al. Role of liver function tests in predicting common bile duct stones in acute calculous cholecystisis. Br J Surg 2005; **92**: 1241-1247（コホート）

2) Barakos JA, Ralls PW, Lapin SA, et al. Cholelithiasis: evaluation with CT. Radiology 1987; **162**: 415-418（コホート）

3) Neitlich T, Neitlich J. The imaging evaluation of cholelithiasis in the obese patient-ultrasound vs CT cholecystography: our experience with the bariatric surgery population. Obes Surg 2009; **19**: 207-210（コホート）

第2章　診断

4) 伊藤　啓, 藤田直孝, 野田　裕, ほか. 急性胆嚢炎に対する MRCP の意義. 日本消化器病学会雑誌 2000; **97**: 1472-1479（コホート）

5) Dahan P, Andant C, Levy P, et al. Prospective evaluation of endoscopic ultrasonography and microscopic examination of duodenal bile in the diagnosis of cholecystolithiasis in 45 patients with normal conventional ultrasonography. Gut 1996; **38**: 277-281（コホート）

## BQ 2-(1)-3

# 急性胆嚢炎の診断はどのように進めるか？

### 回答

● 急性胆嚢炎を疑う症例は，右上腹部痛や Murphy's sign などの局所の臨床徴候，発熱や血液検査による全身炎症所見，胆嚢結石，胆嚢腫大，胆嚢壁肥厚，胆嚢周囲滲出液貯留などの画像所見から診断する．重症度判定は臓器障害と局所炎症所見を評価する．

### 解説

　急性胆管炎・胆嚢炎診療ガイドラインは Tokyo Guidelines（TG）とも呼ばれ，現在 2013 年版（TG13）を改訂した 2018 年版（TG18）が用いられており，急性胆嚢炎の診断は TG18/TG13 で推奨されている急性胆嚢炎診断基準（表 1）に基づいて進める[1]．

　バイタルサインのうち発熱は診断基準のひとつであり，ほかの因子も重症度判定に有用である．最も典型的な臨床徴候は腹痛であり右季肋部痛と心窩部痛を合わせると 72〜93%で認める[2]．血液検査では全身の炎症所見（白血球数，CRP）が診断には重要であり，肝・胆道系酵素の上昇は総胆管結石や Mirizzi 症候群・合流部胆石の合併を疑う[3]．画像診断では腹部 US が非侵襲的であり比較的高い診断能を有していることから画像診断法のなかで第一選択である[4,5]．腹部 US における急性胆嚢炎の US 所見は胆嚢腫大，胆嚢壁肥厚，胆嚢内の結石，デブリエコー，sonographic Murphy's sign，ガス像，胆嚢周囲の液体貯留，胆嚢壁 sonolucent layer などがある[6~9]．特に sonographic Murphy's sign（超音波プローブによる胆嚢圧迫による疼痛）の感度はやや劣るものの特異度に優れており診断に重要である[10,11]．CT や MRI/MRCP などは腹部 US で確定診断が困難な場合や穿孔や膿瘍などの合併症，胆管結石や Mirizzi 症候群・合流部胆石の合併の診断

#### 表1　TG18/TG13 急性胆嚢炎診断基準

A. 局所の臨床徴候
　（1）Murphy's sign [*1]，（2）右上腹部の腫瘤触知・自発痛・圧痛
B. 全身の炎症所見
　（1）発熱，（2）CRP 値の上昇，（3）白血球数の上昇
C. 急性胆嚢炎の特徴的画像検査所見[*2]

疑診：A のいずれか＋ B のいずれかを認めるもの
確診：A のいずれか＋ B のいずれか＋ C のいずれかを認めるもの

注）ただし，急性肝炎やほかの急性腹症，慢性胆嚢炎が除外できるものとする．

[*1]：Murphy's sign：炎症のある胆嚢を検者の手で触知すると，痛みを訴えて完全に行えない状態．
[*2]：急性胆嚢炎の画像所見
・超音波検査（US）：胆嚢腫大（長軸径＞ 8cm，短軸径＞ 4cm），胆嚢壁肥厚（＞ 4mm），嵌頓胆嚢結石，デブリエコー，sonographic Murphy's sign（超音波プローブによる胆嚢圧迫による疼痛），胆嚢周囲滲出液貯留，胆嚢壁 sonolucent layer（hypoechoic layer），不整な多層構造を呈する低エコー帯，ドプラシグナル．
・CT：胆嚢壁肥厚，胆嚢周囲滲出液貯留，胆嚢腫大，胆嚢周囲脂肪織内の線状高吸収域．
・MRI：胆嚢結石，pericholecystic high signal，胆嚢腫大，胆嚢壁肥厚．
（急性胆管炎・胆嚢炎診療ガイドライン改訂出版委員会（編）．急性胆管炎・胆嚢炎診療ガイドライン 2018，医学図書出版，p.86，2018[1] より許諾を得て転載）

に有用である[12, 13]．また，CT はできるだけ造影ダイナミック CT を施行することが推奨され，胆嚢床の早期濃染などが診断の参考となる．また，併存する胆嚢癌の診断にも有用である．

　TG18/TG13 に記載されている急性胆嚢炎診断基準の有用性を検討した研究は 2 つに限られており[14, 15]，その正診率は 94.0％と 60.4％と開きがある．日本で行われた検討では 451 例の急性胆嚢炎を本診断基準で検証した結果，感度・特異度は確定診断において 91.2％・96.9％と高い診断率が得られている[14]．また，本診断基準をもとに日本と台湾で疫学調査を行った結果は descriptive study として報告されている[16]．しかし，壊疽性胆嚢炎の 16％，非壊疽性胆嚢炎の 28％で発熱と白血球数増加の両方を認めないという報告があり[17]，TG18/TG13 診断基準では全身の炎症所見を認めない急性胆嚢炎が診断にいたらないという問題点が指摘されているため[1]，胆嚢炎が疑われる疑診例には繰り返し診断を行うことが重要である．

## 文献

1）急性胆管炎・胆嚢炎診療ガイドライン改訂出版委員会（編）．急性胆管炎・胆嚢炎診療ガイドライン 2018，医学図書出版，東京，2018（ガイドライン）

2）Yokoe M, Takada T, Strasberg SM, et al. TG13 diagnostic criteria and severity grading of acute cholecystitis (with videos). J Hepatobiliary Pancreat Sci 2013; **20**: 35-46（ガイドライン）

3）Hammarstrom L, Ranstam J. Factors predictive of bile duct stones in patients with acute calculous cholecystitis. Dig Surg 1998; **15**: 323-327（コホート）

4）Yarmish GM, Smith MP, Rosen MP, et al. ACR appropriateness criteria right upper quadrant pain. J Am Coll Radiol 2014; **11**: 316-322（ガイドライン）

5）Pinto A, Reginelli A, Cagini L, et al. Accuracy of ultrasonography in the diagnosis of acute calculous cholecystitis: review of the literature. Crit Ultrasound J 2013; **5** (Suppl 1): S11（メタ）

6）Ralls PW, Colletti PM, Lapin SA, et al. Real-time sonography in suspected acute cholecystitis. Prospective evaluation of primary and secondary signs. Radiology 1985; **155**: 767-771（ケースシリーズ）

7）Martinez A, Bona X, Velasco M, et al. Diagnostic accuracy of ultrasound in acute cholecystitis. Gastrointest Radiol 1986; **11**: 334-338（ケースコントロール）

8）Cohan RH, Mahony BS, Bowie JD, et al. Striated intramural gallbladder lucencies on US studies: predictors of acute cholecystitis. Radiology 1987; **164**: 31-35（ケースコントロール）

9）Ralls PW, Halls J, Lapin SA, et al. Prospective evaluation of the sonographic Murphy sign in suspected acute cholecystitis. J Clin Ultrasound 1982; **10**: 113-115（ケースコントロール）

10）Bree RL. Further observations on the usefulness of the sonographic Murphy sign in the evaluation of suspected acute cholecystitis. J Clin Ultrasound 1995; **23**: 169-172（ケースコントロール）

11）Harvey RT, Miller WT Jr. Acute biliary disease: initial CT and follow-up US versus initial US and follow-up CT. Radiology 1999; **213**: 831-836（ケースコントロール）

12）Mirvis SE, Vainright JR, Nelson AW, et al. The diagnosis of acute acalculous cholecystitis: a comparison of sonography, scintigraphy, and CT. Am J Roentgenol 1986; **147**: 1171-1175（ケースコントロール）

13）Yokoe M, Takada T, Strasberg SM, et al. New diagnostic criteria and severity assessment of acute cholecystitis in revised Tokyo Guidelines. J Hepatobiliary Pancreat Sci 2012; **19**: 578-585（ガイドライン）

14）Naidu K, Beenen E, Gananadha S, et al. The Yield of Fever, Inflammatory Markers and Ultrasound in the Diagnosis of Acute Cholecystitis: A Validation of the 2013 Tokyo Guidelines. World J Surg 2016; **40**: 2892-2897（ケースコントロール）

15）Yokoe M, Takada T, Hwang TL, et al. Descriptive review of acute cholecystitis: Japan-Taiwan collaborative epidemiological study. J Hepatobiliary Pancreat Sci 2017; **24**: 319-328（コホート）

16）Gruber PJ, Silverman RA, Gottesfeld S, et al. Presence of fever and leukocytosis in acute cholecystitis. Ann Emerg Med 1996; **28**: 273-277（ケースコントロール）

17）Strasberg SM. Clinical practice. Acute calculous cholecystitis. N Engl J Med 2008; **358**: 2804-2811

# BQ 2-(2)-1

## 総胆管結石の症状は？

### 回答

● 総胆管結石では，腹痛・背部痛，発熱，黄疸，嘔気・嘔吐などの症状を認めることが多いが，無症状のこともある．

### 解説

　総胆管結石の一般的な症状として，結石が胆管に嵌頓することに伴う腹痛・黄疸が知られている．発熱・腹痛・黄疸（Charcot 3 徴），これらに意識障害・ショックを加えた（Reynolds 5 徴）臨床症状は，総胆管結石から胆管炎の合併を示唆する重要な所見とされている．急性胆管炎において Charcot 3 徴が揃うことは 20〜70％とされており[1]，国内多施設の急性胆管炎 794 症例を含む胆道疾患有する 1,432 症例の後方視的検討では[2]，Charcot 3 徴を認めた場合に急性胆管炎とすると診断感度，特異度はそれぞれ 26.4％，95.9％とされており，その診断感度は高くない．

　日本胆道学会による 2013 年 8 月の 1 ヵ月間に治療された胆石症に関する国内施設を対象とした前向き調査では，総胆管結石症 151 例を含んでおり，その初発症状は，症状なし 24.3％，腹痛・背部痛 63.9％，発熱 25.7％，黄疸 16.7％を主要なものとし，以下，嘔気・嘔吐，不定愁訴，その他を認めたと報告されている[3]．

### 文献

1) 急性胆管炎・胆嚢炎診療ガイドライン改訂出版委員会（編）．急性胆管炎・胆嚢炎診療ガイドライン 2018，医学図書出版，東京，2018（ガイドライン）
2) Kiriyama S, Takada T, Strasberg SM, et al. New diagnostic criteria and severity assessment of acute cholangitis in revised Tokyo Guidelines. J Hepatobiliary Pancreat Sci 2012; **19**: 548-556（コホート）
3) 日本胆道学会学術委員会．胆石症に関する 2013 年度全国調査結果報告．胆道 2014; **28**: 612-617（横断）

第 2 章　診断

# 総胆管結石の診断はどのように進めるか？

### 回答

● 総胆管結石を疑う症例では，血液検査や腹部 US，腹部 CT，MRI/MRCP を適宜行い，結石が認められない場合は EUS を検討する．胆管炎症状があれば ERCP を行う．

### 解説

　血液検査では，総胆管結石に特異的な血液検査項目はなく，胆汁うっ滞や急性胆管炎の所見があれば総胆管結石の存在を疑う．具体的には，高ビリルビン血症，トランスアミナーゼ（AST，ALT），胆道系酵素（ALP，γ-GTP，LAP），炎症反応マーカー（白血球，CRP）の上昇がみられる[1]．

　腹部 US の総胆管結石の診断能は，Abboud ら[2] のメタアナリシスの結果では感度 0.38（95% CI 0.27〜0.49），特異度 1.00（95% CI 0.99〜1.00）とされ，特異度は高いものの感度は十分といえない．腹部 US は術者の技量や患者の状態（息止め，腸管ガス，胆道気腫，肥満）に左右されやすいが，低侵襲性，普及度，簡便性，経済性から急性胆管炎が疑われる患者に対するまず行うべき画像検査といえる[1]．

　CT による総胆管結石の描出はカルシウムの含有量に左右され，純コレステロール石以外は描出可能である[3]．その診断能は感度 77.3%，特異度 72.8% であり，冠状断面像再構築を行っても診断能は有意な差はなく，5mm 未満の小結石の診断能は 56% と低値であった[4]．排出性胆道造影を用いた CT-cholangiography の総胆管結石の診断能は，6 文献 266 例の成績では感度 71〜100%，特異度 88〜100% とされている[5]．

　MRI/MRCP は造影剤，放射線，内視鏡を使用する必要がない低侵襲な検査であるが，一般的に施行する機会には制限があるために，腹部 US や CT で総胆管結石の診断が困難な場合に行われる．MRCP による総胆管結石の診断能を検討したメタアナリシスでは感度 0.90（95% CI 0.88〜0.92），特異度 0.95（95% CI 0.88〜0.92）と良好であるが[6]，5mm 以下の小結石では診断能が不良であったと報告されている[7]．

　EUS は内視鏡を使用したやや侵襲的な検査であるが，空間分解能が最も優れており，その総胆管結石の診断能を検討したメタアナリシスの結果では，感度 0.94（95% CI 0.93〜0.96），特異度 0.95（95% CI 0.94〜0.96）と良好であり，MRI/MRCP や内視鏡的逆行性胆道膵管造影（ERCP）との診断能の差は小結石の診断能にあるとされている[8]．しなしながら，EUS は十分に技術を習得した専門医が行う必要があり，EUS が施行可能な施設には制限がある．

　ERCP による総胆管結石の診断能の報告は数多くみられ，各種の検査方法の診断能を比較する際の基準とされていることも多い．術中胆管造影と ERCP を比較したメタアナリシスでは，ERCP による総胆管結石の診断能は感度 0.83（95% CI 0.72〜0.90），特異度 0.99（95% CI 0.94〜1.00）であった[9]．ERCP では小結石の診断に難があることが指摘されている．また，胆管造影不能が 10% 弱にみられることが問題である．治療への移行を前提に施行されることが多い．診断

能以外には，処置自体の侵襲が高く合併症（膵炎，穿孔，出血，胆道感染など）の発生リスクやコストの問題がある．

　管腔内超音波検査（IDUS）は ERCP で総胆管結石の診断がつかなかった場合に施行する検査で，ERCP と比較して小結石の診断能が高い[10]．総胆管結石の存在を強く疑うも ERCP で総胆管結石を認めなかった症例における IDUS の有用性を後方視的に評価した報告では，95 例のうち 31 例（32.6％）で小さな総胆管結石（平均径 2.9 mm，range 1～7）を認め 24 例（25.2％）で胆泥を認めたとしている[11]．しかしながら，IDUS も ERCP と同様に侵襲的な検査であり，術後合併症の問題がある．

## ▎文献▎

1) 急性胆管炎・胆囊炎診療ガイドライン改訂出版委員会（編）．急性胆管炎・胆囊炎診療ガイドライン 2018，医学図書出版，東京，2018（ガイドライン）
2) Abboud PA, Malet PF, Berlin JA, et al. Predictors of common bile duct stones prior to cholecystectomy: a meta-analysis. Gastrointest Endosc 1996; **44**: 450-455（メタ）
3) 乾　和郎，藤田直孝．胆管結石の診断．胆道 2010; **24**: 239-244
4) Tseng CW, Chen CC, Chen TS, et al. Can computed tomography with coronal reconstruction improve the diagnosis of choledocholithiasis? J Gastroenterol Hepatol 2008; **23**: 1586-1589（コホート）
5) Mark DH, Flamm CR, Aronson N. Evidence-based assessment of diagnostic modalities for common bile duct stones. Gastrointest Endosc 2002; **56**: S190-S194（メタ）
6) Chen W, Mo JJ, Lin L, et al. Diagnostic value of magnetic resonance cholangiopancreatography in choledocholithiasis. World J Gastroenterol 2015; **21**: 3351-3360（メタ）
7) Jendresen MB, Thorboll JE, Adamsen S, et al. Preoperative routine magnetic resonance cholangio-pancreatography before laparoscopic cholecystectomy: a prospective study. Eur J Surg 2002; **168**: 690-694（コホート）
8) Tse F, Liu L, Barkun AN, et al. EUS: a meta-analysis of test performance in suspected choledocholithiasis. Gastrointest Endosc 2008; **67**: 235-244（メタ）
9) Gurusamy KS, Giljaca V, Takwoingi Y, et al. Endoscopic retrograde cholangiopancreatography versus intraoperative cholangiography for diagnosis of common bile duct stones. Cochrane Database Syst Rev 2015; (2): CD010339（メタ）
10) Endo T, Ito K, Fujita N, et al. Intraductal ultrasonography in the diagnosis of bile duct stones: when and whom? Dig Endosc 2011; **23**: 173-175（コホート）
11) Kim DC, Moon JH, Choi HJ, et al. Usefulness of intraductal ultrasonography in icteric patients with highly suspected choledocholithiasis showing normal endoscopic retrograde cholangiopancreatography. Dig Dis Sci 2014; **59**: 1902-1908（コホート）

第2章　診断

# 腹部 US や CT，MRI/MRCP で結石が指摘できない総胆管結石疑い症例において，ERCP 前に EUS を行うことは，直接 ERCP を施行するよりも推奨されるか？

## 推奨

● 腹部 US や CT，MRI/MRCP で結石が指摘できない総胆管結石疑い症例に対して，EUS が可能な施設では ERCP 前に EUS を行うことを提案する.

【推奨の強さ：**弱**（合意率 100%），エビデンスレベル：**B**】

## ▌解説▐

　EUS は高い空間分解能で総胆管を観察可能であり，総胆管結石の存在診断における高い診断能が報告されている．EUS の総胆管結石診断能を評価したメタアナリシス（27 編を含む）では，診断感度は 0.94（95％CI 0.93～0.96），特異度 0.95（95％CI 0.94～0.96）と非常に良好な結果であった [1]．前向きに EUS，MRCP，CT 胆道造影の総胆管結石診断能を検討した報告では，それぞれの診断感度は 100%，88%，88% であった [2]．EUS と MRCP の総胆管結石の診断能を比較検討したメタアナリシス（5 編の報告を含む）では，EUS と MRCP のそれぞれの診断感度は 0.97（95％CI 0.91～0.99），0.87（95％CI 0.80～0.93）[$p=0.006$]，特異度は 0.90（95％CI 0.83～0.94），0.92（95％CI 0.87～0.96）[$p=0.42$] であり，診断オッズ比は 162.5（95％CI 54.0～489.3），MRCP 79.0（95％CI 23.8～262.2）[$p=0.008$] であった [3]．EUS，MRCP ともに良好な総胆管結石の診断能を示したが，診断オッズ比は EUS で有意に良好な結果であり，この結果は特に小結石に対する診断感度が EUS で良好であったことが要因と考察されている [3]．胆石膵炎が疑われる症例に対しても，結石の存在診断に EUS は有用とされている [4,5]．

　総胆管結石疑い症例に対して ERCP の前に EUS を施行する方法（EUS-first strategy）と ERCP のみを行う方法（ERCP-first strategy）の比較検討に関しては，4 つの RCT を含むメタアナリシスを 1 編認める [6]．その報告では，EUS-first strategy では，67.1％の症例において EUS で結石が指摘できなかったために ERCP を省くことが可能であったが，EUS 後に ERCP を施行することから，ERCP-first strategy に比較して有意に多くの内視鏡検査回数が必要であった（RR 2.46，95％CI 1.34～4.52，$p=0.004$）[6]．安全性に関しては EUS-first strategy では全体の偶発症（RR 0.35，95％CI 0.20～0.62，$p<0.001$），術後膵炎（RR 0.21，95％CI 0.06～0.83，$p=0.030$）の発生リスクは有意に低かったが，出血（RR 0.49，95％CI 0.10～2.44，$p=0.380$），入院中死亡（RR 2.00，95％CI 0.19～21.56，$p=0.570$）では有意差は認めなかった [6]．

　これらの報告からは，総胆管結石疑い症例に対して ERCP の前に EUS を施行し胆管を評価することは，不要な ERCP を省略することが可能となり，術後膵炎を中心に偶発症発生のリスクを減らすことが可能となる．しなしながら，EUS は術者の技量に依存した検査であるために，EUS 手技の経験が豊富な専門医が必要であり，EUS を施行可能な施設は限られる.

## ▌文献▌

1) Tse F, Liu L, Barkun AN, et al. EUS: a meta-analysis of test performance in suspected choledocholithiasis. Gastrointest Endosc 2008; **67**: 235-244（メタ）

2) Kondo S, Isayama H, Akahane M, et al. Detection of common bile duct stones: comparison between endoscopic ultrasonography, magnetic resonance cholangiography, and helical-computed-tomographic cholangiography. Eur J Radiol 2005; **54**: 271-275（非ランダム）

3) Meeralam Y, Al-Shammari K, Yaghoobi M. Diagnostic accuracy of EUS compared with MRCP in detecting choledocholithiasis: a meta-analysis of diagnostic test accuracy in head-to-head studies. Gastrointest Endosc 2017; **86**: 986-993（メタ）

4) Liu CL, Lo CM, Chan JK, et al. Detection of choledocholithiasis by EUS in acute pancreatitis: a prospective evaluation in 100 consecutive patients. Gastrointest Endosc 2001; **54**: 325-330（コホート）

5) Liu CL, Fan ST, Lo CM, et al. Comparison of early endoscopic ultrasonography and endoscopic retrograde cholangiopancreatography in the management of acute biliary pancreatitis: a prospective randomized study. Clin Gastroenterol Hepatol 2005; **3**: 1238-1244（ランダム）

6) Petrov MS, Savides TJ. Systematic review of endoscopic ultrasonography versus endoscopic retrograde cholangiopancreatography for suspected choledocholithiasis. Br J Surg 2009; **96**: 967-974（メタ）

第2章　診断

## 総胆管結石の原発結石と落下結石の鑑別は可能か？

　原発結石とは胆管内で形成された結石であり，落下結石とは胆嚢内で形成された結石が排出され総胆管内に存在する結石のことである．

　原発結石と落下結石の種類は，例外もあるが，一般的に胆管内ではビリルビンカルシウム石が形成され，胆嚢内ではコレステロール石と黒色石が形成さると考えられている（表1）．しかし，胆嚢内で形成された結石が胆管内に落下したあと，さらに修飾を受けるため[1]，実臨床において胆管内の結石が，胆管内で形成されたものか，落下結石なのかの鑑別は成分からでは困難である．同様にCTやMRIから結石成分の診断も行われているが，上記理由と感度が十分ではないことから画像診断での鑑別は困難である[2]．また，胆管径の検討から，原発結石の場合は胆管径が落下結石に比較し有意に拡張しているとの報告もあるが（表2），少数例での発表であり確定していない．

　治療面から考えると，胆管結石除去の手技は，内視鏡的治療や外科手術にかかわらず結石の種類に依存しない．そのため，原発結石か落下結石かの鑑別は治療手技選択の考慮に入っていないのが現状である．内視鏡的治療による小切開ESTやバルーンでは少なからず乳頭機能が障害される可能性があり，十二指腸乳頭からの逆行感染が増加し総胆管結石の再発をきたすことが指摘されている[1,3]．腹腔鏡下総胆管結石手術（LCBDE）では乳頭機能を損なうことがなく，胆道感染の面から若年者には適切であるという考えもある．

　原発結石と落下結石の鑑別は困難であるが，結石は良性疾患であるため長期な経過観察が可能である．除去した結石の種類を確認し，経過観察を継続することにより治療選択の有効性を判定できると思われる．将来，胆管結石が原発か落下結石かを治療前に確定する手段が望まれるところである．

### 表1　一般的な結石の種類

| 原発部位 | 主な結石の種類 |
| --- | --- |
| 胆嚢 | コレステロール石<br>黒色石 |
| 胆管 | ビリルビンカルシウム石 |

### 表2　胆管径の比較

| 胆管径 | 落下結石＜胆管原発結石 |
| --- | --- |

**文献**

1) 徳村弘実．胆管原発結石の成因―乳頭機能と胆汁感染．内科 2005; **95**: 217-222
2) 小林正佳，平田信人，中路　聡，ほか．結石分析からみた胆嚢総胆管結石に対する治療戦略．胆と膵 2014; **35**: 1335-1337
3) 長谷川洋，坂本英至，小松俊一郎，ほか．胆管結石症に対する腹腔鏡下一期的治療成績の検討．胆道 2010; **24**: 554-560

# BQ 2-(3)-1

## 肝内結石の症状は？

**回答**

● 肝内結石症の症状は腹痛，発熱，黄疸を多く認めるが，無症状例も増加している．

**解説**

　肝内胆管内の結石を肝内結石と定義され，それを有する状態を肝内結石症と定義される[1]．難治性で再発率も高いため，厚生労働省では研究班を組織し定期的に多施設全国調査が行われている．1989～1992年度調査[1]と2017年度調査[2]を**表1**に示す．いずれも胆汁うっ滞に伴う腹痛や発熱，黄疸などの胆管炎症状が多く，無症状例も認められる．1989～1992年度調査では無症状例は16.1%にとどまっていたが，2017年度調査では32.2%と著しく増加している．病型と臨床症状をみると，最も高頻度に認める腹痛，発熱，黄疸は肝内外型（IE型）に発現頻度が高く，肝内型（I型）には頻度が低い（**表2**，**図1～3**）．さらに，第3次分枝とそれ以上の末梢胆管内に結石に存在する末梢型のほうが中枢型より症状の発現頻度が低い[3]．

表1　肝内結石症の臨床症状

| 調査年度 | 1989～1992年度[1] | 2017年度[2] |
|---|---|---|
| 腹痛 | 66.4% | 30.2% |
| 発熱 | 31.4% | 36.2% |
| 黄疸 | 8.6% | 5.4% |
| 消化器症状 | 1.7% | 1.7% |
| 不定愁訴 | 4.8% | 1.7% |
| 無症状 | 16.1% | 32.2% |

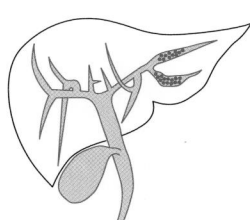

図1　肝内型・左型
　　　（I，L）

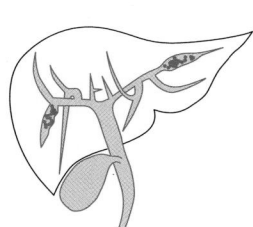

図2　肝内型，両葉型
　　　（I，LR）

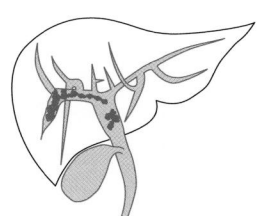

図3　肝内肝外型・右型
　　　（IE，R）

## 表2 肝内結石症の病型分類

**(1) 肝内胆管・肝外胆管による分類**

- 肝内型：肝内胆管に限局して結石が存在 (I)
- 肝内外型：肝内及び肝外胆管に結石が存在 (IE)
- 肝内肝外型：肝内胆管により多くの結石が存在 (IE)
- 肝外肝内型：肝外胆管により多くの結石が存在 (IE)

**(2) 結石の存在する肝葉・区域による分類**

- 左型：左肝内胆管系のみに結石が存在 (L)
- 右型：右肝内胆管系のみに結石が存在 (R)
- 両葉型：左右肝内胆管系に結石が存在 (LR)
- 尾状葉型：尾状葉胆管系のみに結石が存在 (C)
- 区域による結石存在部位の記載：肝内亜区域の区分に従って結石存在部位を記載

**(3) 胆嚢結石についての付記**

- 胆嚢結石あり：Gc，Gb，Go，G (x) と記載
  - Gc：コレステロール石
  - Gb：ビリルビンカルシウム石
  - Go：その他の結石．結石の種類を記載．
  - G (x)：不明な結石．ただし画像から推定できる場合は不明とせず種類を記載し（画像所見）と記載．
- 胆摘後：GB (−) と記載
  - 既往手術時の胆嚢結石：Gc，Gb，Go，G (x) と組み合わせ，GB (−) Gc のように記載

**(4) 胆管狭窄，胆管拡張，肝萎縮についての付記**

- 胆管狭窄の有無とその部位：肝内亜区域胆管の区分に従って狭窄存在部位を記載
- 胆管拡張の有無とその部位：肝内亜区域胆管の区分に従って拡張存在部位を記載
- 肝萎縮の有無：臨床上明らかに肝萎縮を認める区域を記載

（厚生労働省「難治性肝・胆道疾患に関する調査研究」班（編）．肝内結石症の診療ガイド，文光堂，東京，2011 [1] より許諾を得て転載）

## 文献

1) 厚生労働省「難治性肝・胆道疾患に関する調査研究」班（編）．肝内結石症の診療ガイド，文光堂，東京，2011（ガイドライン）
2) 田妻 進，森 俊幸，鈴木 裕．肝内結石症 第8期全国横断調査．厚生労働科学研究費補助金 難治性疾患政策研究事業 難治性の肝・胆道疾患に関する調査研究班 分担研究報告書，2021: p.75-80（横断）
3) 土屋 慎，露口利夫，酒井裕司，ほか．当院における末梢型肝内結石の診療—無症状例の取り扱い．胆と膵 2007; 28: 506-508（ケースシリーズ）

# BQ 2-(3)-2

## 肝内結石の診断はどのように進めるか？

### 回答

- 肝内結石を疑う場合，まずは血液検査，低侵襲な腹部 US，腹部 CT，MRI/MRCP をスクリーニング検査として行い，肝内胆管癌の合併を考慮し，腫瘍マーカー（CEA，CA19-9）を測定する．
- 肝内結石が描出でき，かつ肝内胆管癌を疑う場合は肝内胆管癌の診断を行う．
- 有症状例や肝内結石が描出できない場合は，肝内胆管癌の併存を念頭に置き，直接胆道造影や胆管細胞診，胆道鏡などを行う．

### 解説

　肝内結石症では前述（BQ 2-(3)-1）のごとく腹痛，発熱，黄疸を多く認める．また，血液検査所見では炎症反応（白血球数，CRP）の上昇，肝胆道系酵素（ALP，γ-GTP，ALT，AST）の上昇，直接ビリルビン優位の高ビリルビン血症を認めることが多い[1]．これらを認める場合，肝内結石を疑い，画像検査を行う．

　画像診断は，結石の存在・部位診断と肝内胆管癌などの合併症の診断を主な目的とする．現在，肝内結石の診断のために多く施行されている診断モダリティは CT，腹部 US，MRI/MRCP である[2]．厚生労働省研究班の全国横断調査では，描出率の高い診断モダリティは腹部 US（84.4%），MRI/MRCP（86.8%），ERCP（83.3%），バルーン内視鏡下 ERCP（95.5%），経皮経肝胆管造影（PTC）（100%），経皮経肝胆道鏡検査（PTCS）（100%）であり，CT は単純 CT で 68.6%，造影 CT で 70.1% であった[3]．

　臨床症状や血液検査，胆管拡張などから肝内結石が疑われた場合，まずは侵襲度の低い腹部 US，CT（単純・造影），MRI/MRCP をスクリーニング検査として行う．さらに，肝内胆管癌を除外するために腫瘍マーカーを測定する．肝内胆管癌では CEA と CA19-9 が上昇することが多く，日本肝癌研究会の全国調査では 48.1% が CEA≧5.0 ng/mL であり，62.1% が CA19-9≧37 U/mL であった[4]．肝内胆管癌の診断は転帰に大きく影響するため重要度が高い．

　このスクリーニング検査で肝内結石が描出され，かつ肝内胆管癌を疑うようであれば精査として造影 MRI やダイナミック CT を基本とし，必要により FDG-PET を施行する．特にダイナミック CT は胆管癌の進展度診断が切除適応の判断に重要であるため，thin slice で行うことが望まれる．肝内結石に合併する肝内胆管癌の profile 調査（26 施設の多施設調査）では，腫瘍指摘例が 65% であったのに対し，狭窄部や結石充満部の胆管生検・細胞診で診断された症例が 26% であった[5]．腫瘍指摘例では CT や MRI，腹部 US が有用であるが，腫瘍が指摘できない症例ではこれらのモダリティの有用性は低く，ERC や PTC などによる直接胆道造影や胆管生検，胆汁細胞診などの組織診断が必要になる．肝内胆管癌が描出できれば治療に進む．

　有症状例やスクリーニング検査（腹部 US，CT，MRI/MRCP）で肝内結石の描出ができない場合は，肝内胆管癌の併存を念頭に置き，ERCP やバルーン内視鏡下 ERC，PTC などによる直接胆道造影や胆管細胞診，胆管生検，胆道鏡を行う．

## ▍文献▍

1) 厚生労働省「難治性肝・胆道疾患に関する調査研究」班（編）. 肝内結石症の診療ガイド，文光堂，東京，2011（ガイドライン）

2) Suzuki Y, Moti T, Yokoyama M, et al. Hepatolithiasis: analysis of Japanese nationwide surveys over a period of 40 years. J Hepatobiliary Pancreat Sci 2014; **21**: 617-622（横断）

3) 田妻　進，森　俊幸，鈴木　裕. 肝内結石症　第8期全国横断調査. 厚生労働科学研究費補助金 難治性疾患政策研究事業 難治性の肝・胆道疾患に関する調査研究班 分担研究報告書, 2021: p.75-80（横断）

4) 日本肝癌研究会追跡調査委員会. 第20回全国原発性肝癌追跡調査報告（2008〜2009）. 肝臓 2019; **60**: 258-293（横断）

5) 笹沼英紀，佐田尚宏，遠藤和洋，ほか. 肝内結石症に合併する肝内胆管癌の Profile 調査. 胆道 2014; **28**: 741-746（横断）

# 第3章
## 治療

## 急性胆嚢炎の治療の進め方は？

回答

● 十分な輸液と抗菌薬・鎮痛薬の投与などの初期治療を行ったうえで，重症度に応じた治療を行う．

解説

　治療の基本的な流れは，①十分な輸液と抗菌薬・鎮痛薬の投与などの初期治療を行いつつTG18の重症度分類を行う，②早期の腹腔鏡下胆嚢摘出術が可能かどうかを検討する，③早期の手術を選択しない場合は，胆嚢ドレナージの必要性を検討したうえで，症状軽快後待機的な胆嚢摘出術が可能かを検討する，というものである．

　急性胆嚢炎治療に関してはTG18[1]が出版されており，それに準拠して行う．急性胆嚢炎の基本治療は腹腔鏡下胆嚢摘出術[2~4]であるが，まず初期治療として十分な輸液と電解質補正，抗菌薬や鎮痛薬投与を行う．抗菌薬の選択は予想される原因微生物，薬物動態理論（PK-PD）に基づいた投与量・投与回数の設定，各施設のアンチバイオグラム，患者の抗菌薬治療歴，腎機能，肝機能に基づいて決定する[5,6]．

　TG18では重症度分類が設定されており，軽症（Grade Ⅰ），中等症（Grade Ⅱ），重症（Grade Ⅲ）に分類される．基本的にはGrade Ⅰ，Grade Ⅱでは早期腹腔鏡下胆嚢摘出術（laparoscopic cholecystectomy：Lap-C）が推奨されている．しかしながら，患者の併存疾患やADLによっては手術の危険性が高かったり，施設によっては緊急手術ができなかったりすることもあり，その場合には緊急/早期胆嚢ドレナージを検討する．併存疾患は年齢調整を含めたチャールソン併存疾患指数（age-adjusted Charlson comorbidity index）[7]，全身状態は米国麻酔科学会による術前状態分類（American Society of Anesthesiologists physical status classification：ASA-PS）で評価を行う．ドレナージ後どれくらい期間を開けてLap-Cを行ったほうがよいかの一定の見解は得られていなかったが，日本のDPCベースでの観察研究では経皮経肝胆嚢ドレナージ（PTGBD）後，7~26日での手術が死亡率，術後合併症率が低いとされている[8]．

　Grade Ⅲでは適切な臓器サポートを行いながら，臓器障害を致死性臓器障害［中枢神経障害，呼吸機能障害または黄疸（T-Bil 2.0 mg/dL以上）］，治療反応性臓器障害（腎機能障害，循環障害）と定義し，この有無を加味して治療方針を決定するが，全身状態が悪化した状態であり，集中治療が可能で急性胆嚢炎治療に精通した医師がいる施設での治療が望ましく，そうでない施設の場合は搬送を行うべきである．Grade Ⅲでは致死性臓器障害がなく，治療反応性を認め，かつ手術危険因子が少ない状態であり，高次施設の熟練した内視鏡外科医がいる場合のみ早期Lap-Cが推奨されるが，基本は緊急/早期胆嚢ドレナージで胆嚢炎の治療を行い，全身状態が改善してから，待機的にLap-Cが行えるかどうかを判断することとなる．Grade Ⅲの胆嚢炎の場合，複雑な併存疾患の合併やADLが低いことが多く，耐術能がないことが多い．その場合，Lap-Cは行わず，保存的加療を行うが，PTGBDチューブを留置したままにしておくのか，抜去するか，内視鏡的胆嚢ドレナージ術（経乳頭，EUS下）で内瘻化することとなる．手術高危険症例に

対するドレナージの方法については PTGBD，経乳頭的胆囊ドレナージ，EUS 下胆囊ドレナージについて比較した観察研究が存在し，EUS 下胆囊ドレナージが手技成功率，合併症率，入院期間などにおいてほかのドレナージより優っているとの報告があるが，本邦では広まっていないのが現状である[9]．

## 文献

1) Mayumi T, Okamoto K, Takada T, et al. Tokyo Guidelines 2018: management bundles for acute cholangitis and cholecystitis. J Hepatobiliary Pancreat Sci 2018; **25**: 96-100（ガイドライン）
2) Catena F, Ansaloni L, Bianchi E, et al. The ACTIVE (Acute Cholecystitis Trial Invasive Versus Endoscopic) Study: multicenter randomized, double-blind, controlled trial of laparoscopic versus open surgery for acute cholecystitis. Hepatogastroenterology 2013; **60**: 1552-1556（ランダム）
3) Boo YJ, Kim WB, Kim J, et al. Systemic immune response after open versus laparoscopic cholecystectomy in acute cholecystitis: a prospective randomized study. Scand J Clin Lab Invest 2007; **67**: 207-214（ランダム）
4) Johansson M, Thune A, Nelvin L, et al. Randomized clinical trial of open versus laparoscopic cholecystectomy in the treatment of acute cholecystitis. Br J Surg 2005; **92**: 44-49（ランダム）
5) Gomi H, Solomkin JS, Schlossberg D, et al. Tokyo Guidelines 2018: antimicrobial therapy for acute cholangitis and cholecystitis. J Hepatobiliary Pancreat Sci 2018; **25**: 3-16（ガイドライン）
6) Kim EY, Yoon YC, Choi HJ, et al. Is there a real role of postoperative antibiotic administration for mild-moderate acute cholecystitis? A prospective randomized controlled trial. J Hepatobiliary Pancreat Sci 2017; **24**: 550-558（ランダム）
7) Charlson M, Szatrowski TP, Peterson J, et al. Validation of a combined comorbidity index. J Clin Epidemiol 1994; **47**: 1245-1251（コホート）
8) Sakamoto T, Fujiogi M, Matsui H, et al. Timing of cholecystectomy after percutaneous transhepatic gallbladder drainage for acute cholecystitis: a nationwide inpatient database study. HPB (Oxford) 2020; **22**: 920-926（コホート）
9) Siddiqui A, Kunda R, Tyberg A, et al. Three-way comparative study of endoscopic ultrasound-guided transmural gallbladder drainage using lumen-apposing metal stents versus endoscopic transpapillary drainage versus percutaneous cholecystostomy for gallbladder drainage in high-risk surgical patients with acute cholecystitis: clinical outcomes and success in an International, Multicenter Study. Surg Endosc 2019; **33**: 1260-1270（ケースコントロール）

第3章 治療

## 胆嚢結石症に対する非手術的治療にはどのようなものがあるか？

### 回答

● 発作時にはブチルスコポラミン，フロプロピオン，NSAIDs を使用する．
● 発作予防に関してはウルソデオキシコール酸も選択肢となる．
● 胆嚢結石そのものの治療には ESWL や経口胆石溶解療法があるが，近年ではあまり施行されていない．

### 解説

　胆嚢結石に対する治療は胆嚢炎合併時と非合併時で異なる．本項では胆嚢炎非合併時の治療に関して述べる．胆嚢炎合併時の治療に関しては前項 BQ 3-(1)-1 を参照されたい．

　有症状胆嚢結石に対しては胆嚢摘出術が標準治療として推奨される．しかし，患者の全身状態による手術困難例や手術を希望されない場合には非手術的治療が行われることがある．

　非手術治療は，①発作時の疼痛緩和，②発作の予防，③胆石そのものの治療の3種類に大別される．

　①発作時の症状緩和に関してはブチルスコポラミン，フロプロピオンや非ステロイド抗炎症薬（NSAIDs）が用いられる．ブチルスコポラミンに関してはエビデンスが乏しく，同じ抗コリン作用を持つアトロピンとプラセボを比較した研究では疼痛改善に差はないとされている[1] が，実臨床においては使用される場面も多い．フロプロピオンに関しては古いエビデンス[2] はあるものの，その後の新たなエビデンスは乏しい．一方で NSAIDs に関しては複数の RCT においてプラセボや鎮痙薬と比較し，疼痛改善や胆嚢炎の進展抑制に有意差が認められている[3~6]．

　②発作の予防に関してはウルソデオキシコール酸 600 mg/日の長期内服が胆道痛発作の出現率や手術移行率に関して効果があるとされている[7]．しかし，胆嚢摘出術を予定されている患者においての短期的な投与に関しては発作予防に差がないとする RCT も報告されている[8]．手術困難例などにおいては選択肢のひとつであると考える．

　③胆石そのものの治療には経口胆石溶解療法と体外衝撃波結石破砕療法（ESWL）があり，適応を選べば効果があることは報告されている[9, 10]．しかし，治療適応が石灰化を伴わない純コレステロール石に限られていることや胆嚢摘出術の普及により施行例は激減している．

### 文献

1) Rothrock SG, Green SM, GortonE. Atropine for the treatment of biliary tract pain: a double-blind, placebo-controlled trial. Ann Emerg Med 1993; **22**: 1324-1327（ランダム）
2) Miyoshi S. [Effect of trihydroxy propiophenone on subjective symptoms (especially in bile duct diseases)]. Naika Hokan 1967; **14**: 187-191（ケースシリーズ）
3) Goldman G, Kahn PJ, Alon R, et al. Biliary colic treatment and acute cholecystitis prevention by prostaglandin inhibitor. Dig Dis Sci 1989; **34**: 809-811（ケースシリーズ）
4) Magrini M, Rivolta G, Movilia PG, et al. Successful treatment of biliary colic with intravenous ketoprofen or lysine acetylsalicylate. Curr Med Res Opin 1985; **9**: 454-460（ケースシリーズ）
5) Al-Waili N, Saloom KY. The analgesic effect of intravenous tenoxicam in symptomatic treatment of biliary colic: a comparison with hyoscine N-butylbromide. Eur J Med Res 1998; **3**: 475-479（ケースシリーズ）

6） Akriviadis EA, Hatzigavriel M, Kapnias D, et al. Treatment of biliary colic with diclofenac: a randomized, double-blind, placebo-controlled study. Gastroenterology 1997; **113**: 225-231 （ランダム）

7） Tomida S, Abei M, Yamaguchi T, et al. Long-term ursodeoxycholic acid therapy is associated with reduced risk of biliary pain and acute cholecystitis in patients with gallbladder stones: a cohort analysis. Hepatology 1999; **30**: 6-13 （コホート）

8） Venneman NG, Besselink MG, Keulemans YC, et al. Ursodeoxycholic acid exerts no beneficial effect in patients with symptomatic gallstones awaiting cholecystectomy. Hepatology 2006; **43**: 1276-1283 （ランダム）

9） May GR, Sutherland LR, Shaffer EA. Efficacy of bile acid therapy for gallstone dissolution: a meta-analysis of randomized trials. Aliment Pharmacol Ther 1993; **7**: 139-148 （メタ）

10） 山口　厚，田妻　進，西岡　智，ほか．【胆囊結石症治療のガイドライン作成に向けて】胆囊結石症治療における胆囊温存療法の位置付け　ESWL 治療後の再発と胆摘術後症状の検討から．胆道 2004; **18**: 108-113

第3章　治療

# 無症状の胆嚢結石症に対して，胆嚢摘出術は経過観察よりも推奨されるか？

**推奨**

- 無症状の胆嚢結石症に対して胆嚢摘出術を施行する意義は少ない．胆嚢癌の高危険群では，胆嚢摘出術を検討することを提案する．

【推奨の強さ：**弱**（合意率 100％），エビデンスレベル：**C**】

**解説**

　検診の普及や画像診断の進歩により無症状の胆嚢結石が発見されることが多くなっている．また，他疾患の治療精査中や，胆嚢結石症に典型的ではない消化器系の愁訴が経緯で胆石が発見されることもある．欧米では成人の5〜22％が胆石を保有すると推測され，そのうちのわずか13〜22％が生涯のうちで有症状化すると考えられている[1]．胆嚢結石の自然史は他項（BQ 1-4）を参照されたい．

　無症状胆石が有症状化するのは1年で2〜4％といわれる[2,3]．無症状の患者の2/3では生涯無症状であることも期待される．有症状化は男性よりも女性に多いが，重症化には男女差はなく，無症状の期間が長ければ長いほど，有症状化の確率は下がる[4]．有症状化は5年以内が多く，5年以上無症状で経過すれば，生涯無症状の可能性があるとも考えられている[5]．また，無症状胆石が急性胆嚢炎を発症する可能性は0.3％，閉塞性黄疸は0.2％，急性膵炎は0.04〜1.5％といわれ，胆石イレウスはまれである[6]．したがって，無症状胆石に予防的胆嚢摘出術を施行する意義は少ない．他疾患に対する腹部手術で将来的に癒着によって腹腔鏡下胆嚢摘出術によるアプローチが困難になると予想される場合には，予防的胆嚢摘出術を考慮してもよいという考えもある．しかし，手術によって生活の質を損なうようなあるいは生命を脅かすような合併症が起こりうることを考えれば，予防的胆嚢摘出術は慎重に選択するべきである[6]．

　胆嚢癌に胆嚢結石を合併する頻度は40〜70％と高率であることはよく知られている[7]．しかし，胆嚢結石症に胆嚢癌が合併する率は，諸家の報告により差があるが，およそ0.1〜0.5％である[8]．さらに，無症状の胆嚢結石からの胆嚢癌の発症は0〜0.5％と報告されており，まれである[9]．また，decision analysis model による検討では，無症状の胆嚢結石に対して予防的胆嚢摘出術を施行することは，胆嚢癌による死亡を含めても生命予後の改善は認められない[10]．したがって，無症状の胆嚢結石症に対して胆嚢癌の合併を念頭に予防的胆嚢摘出術を施行することは推奨されない．ただし，胆嚢癌の高危険群の症例では，胆嚢摘出術を検討することが望ましい．胆嚢癌の高危険群には，3cm以上の大結石，10mm以上のポリープの合併，陶器様胆嚢，胆嚢壁の肥厚，充満結石，などがあげられる[7-9,11,12]．3cm以上の大結石は1cm未満の結石に比べて10倍の胆嚢癌合併のリスクがある[13]．胆嚢ポリープは10mmを超えると胆嚢癌の頻度が高くなるといわれており，切除された胆嚢小隆起性病変のうち大きさが11〜15mmでは14.3％，16〜20mmでは75％に胆嚢癌が認められたという報告がある[14]．陶器様胆嚢は12.5〜62％に胆嚢癌を合併するという報告[15]がある一方で，陶器様胆嚢は胆嚢癌合併率が低いとの報告もあり[16,17]，

　手術の合併症を考慮すれば胆嚢摘出術の適応ではないとの考えもある[12].

　経過観察においては，有症状化，急性胆嚢炎の発症，胆嚢癌の発生，などを説明し，腹部US などの定期的な検査を行うことが推奨される.

## 文献

1) Lamberts MP, Lugtenberg M, Rovers MM, et al. Persistent and de novo symptoms after cholecystectomy: a systematis review of cholecystectomy effectiveness. Surg Endosc 2013; **27**: 709-718（メタ）
2) Ransohoff DF, Gracie WA. Treatment of gallstones. Ann Intern Med 1993; **119**: 606-619（ガイドライン）
3) Halldestam I, Enell EL, Kullman E, et al. Development of symptoms and complications in individuals with asymptomatic gallstones. Br J Surg 2004; **91**: 734-738（コホート）
4) Friedman GD. Natural history of asymptomatic and symptomatic gallstones. Am J Surg 1993; **165**: 399-404（ケースシリーズ）
5) 竹内文康，堀口祐爾，今井英夫，ほか．無症状胆石の取り扱いとその転帰．胆と膵 1998; **19**: 297-301（ケースシリーズ）
6) Gurusamy KS, Davidson BR. Surgical treatment of gallstones. Gastroenterol Clin North Am 2010; **39**: 229-244（ガイドライン）
7) 野村幸伸，乾　和郎，芳野純治，ほか．【胆石症診療の新展開　時代とともに変わってきた治療法】胆石症の成因，疫学　胆嚢結石と胆嚢癌．内科 2005; **95**: 223-226
8) 堀口祐爾，坂本宏司，原田雅生，ほか．【胆石症診療の新展開　時代とともに変わってきた治療法】胆石症の治療　無症状の胆嚢結石の自然経過と治療方針．内科 2005; **95**: 251-254
9) 正田純一，川本　徹．胆石と胆嚢がん．胆道 2012; **26**: 205-211
10) Fendrick AM, Gleeson SP, Cabana MD, et al. Asymptomatic gallstones revisited: Is there a role for laparoscopic cholecystectomy? Arch Fam Med 1993; **2**: 959-968（メタ）
11) Festi D, Reggiani ML, Attili AF, et al. Natural history of gallstone disease: expectant management or active treatment? Results from a population-based cohort study. J Gastroenterol Hepatol 2010; **25**: 719-724（コホート）
12) Ibrahim M, Sarvepalli S, Morris-Stiff G, et al. Gallstones: Watch and wait, or intervene? Cleve Clin J Med 2018; **85**: 323-331
13) Diehl AK. Gallstone size and the risk of gallbladder cancer. JAMA 1983; **250**: 2323-2326（ケースコントロール）
14) 鈴木州美，別府倫兄，二川俊二，ほか．胆嚢小隆起性病変に対する肉眼的形態からみた臨床病理学的研究と外科的治療方針に関する研究．胆道 1996; **10**: 305-311（ケースシリーズ）
15) Misra S, Chaturverdi A, Misra NC, et al. Carcinoma of the gallbladder. Lancet Oncol 2003; **4**: 167-176
16) Chen GL, Akmal Y, DiFronzo AL, et al. Porcelain gallbladder: no longer an indication for prophylactic cholecystectomy. Am Surg 2015; **81**: 936-940（ケースシリーズ）
17) DesJardins H, Duy L, Scheirey C, et al. Porcelain gallbladder: Is observation a safe option in select populations? J Am Coll Surg 2018; **226**: 1064-1069（ケースコントロール）

第3章　治療

# 胆嚢の萎縮を伴う胆嚢結石症に対して，胆嚢摘出術は経過観察よりも推奨されるか？

### 回答

●胆嚢壁の肥厚の程度や経過などから胆嚢癌の合併を疑う所見があれば手術を行うが，画像から胆嚢癌の合併を否定することは困難であり今後の検討課題である．

### 解説

　画像検査において胆嚢が観察されない，または萎縮している胆嚢を発見したら，胆嚢低形成，慢性胆嚢炎，胆嚢消化管瘻の可能性がある[1~3]．

　慢性胆嚢炎や胆嚢消化管瘻は胆嚢結石を伴うことが多いが，無症状胆石の手術例において，肉眼的な萎縮胆嚢を 5.6%に認めたという報告もある[4]．胆嚢消化管瘻では，胆嚢結石に伴う諸症状（疼痛や黄疸など）が突然消失した既往をしばしば認める．結石のほかに，潰瘍や悪性腫瘍が原因で瘻孔を形成することもある．画像上，萎縮した胆嚢に胆嚢気腫を伴う[3]．

　萎縮胆嚢における胆嚢癌の合併頻度は明らかではない．ケースシリーズでは，萎縮胆嚢の外科手術例の 4.4%に胆嚢癌をみたとの報告がある[5]．萎縮胆嚢は，結石の充満などにより胆嚢壁の観察が困難であり，評価が難しいことから，胆嚢癌の高危険群として胆嚢摘出術の適応と考えられてきた[6,7]．一方で，慢性胆嚢炎により胆嚢上皮が廃絶した状態が萎縮胆嚢であるから，萎縮胆嚢の有症状化や胆嚢癌の発生はないであろうとの見解もある[8]．萎縮胆嚢において，画像から胆嚢癌の合併を否定することは困難である．胆嚢壁肥厚の程度や経過などから，良性悪性の鑑別を目的にした胆嚢摘出術を検討してもよいと考えられる．ただし，萎縮胆嚢や胆嚢消化管瘻は手術難度が高いことも配慮すべきである[9]．

### 文献

1) Watemberg S, Rahmani H, Avrahami R, et al. Agenesis of the gallbladder found at laparoscopy for cholecystectomy: an unpleasant surprise. Am J Gastroenterol 1995; **90**: 1020-1021（ケースシリーズ）
2) Reuther G, Kiefer B, Tuchmann A. Cholangiography before biliary surgery: single-shot MR cholangiography versus intravenous cholangiography. Radiology 1996; **198**: 561-566（ケースシリーズ）
3) Yamashita H, Chijiiwa K, Ogawa Y, et al. The internal biliary fistula--reappraisal of incidence, type, diagnosis and management of 33 consecutive cases. HPB Surg 1997; **10**: 143-147（ケースシリーズ）
4) 小針正人，伊勢秀雄，鈴木範美，ほか．無症状胆石の手術適応．胆と膵 1990; **11**: 1317-1322（ケースシリーズ）
5) 田中信孝，登 政和，針原 康，ほか．萎縮胆嚢 45 例の外科治療．日本臨床外科学会雑誌 **52**: 319-325, 1991（ケースシリーズ）
6) 野村幸伸，乾 和郎，芳野純治，ほか．【胆石症診療の新展開 時代とともに変わってきた治療法】胆石症の成因，疫学 胆嚢結石と胆嚢癌．内科 2005; **95**: 223-226
7) 大谷和広，千々岩一男，大内田次郎，ほか．【胆道癌診療ガイドラインを学ぶ 最新のエビデンスとコンセンサス】胆石症・胆嚢ポリープの切除適応について．外科 2009; **71**: 29-33
8) 堀口祐爾，坂本宏司，原田雅生，ほか．【胆石症診療の新展開 時代とともに変わってきた治療法】胆石症の治療 無症状の胆嚢結石の自然経過と治療方針．内科 2005; **95**: 251-254
9) Iwashita Y, Hibi T, Ohyama T, et al. Delphi consensus on bile duct injuries during laparoscopic cholecystectomy: an evolutionary cul-de-sac or the birth pangs of a new technical framework? J Hepatobiliary Pancreat Sci 2017; **24**: 591-602（横断）

# CQ 3-(1)-2　　　　　(1) 胆嚢結石

## 有症状の胆嚢結石症に対して，胆嚢摘出術は非手術的治療よりも推奨されるか？

### 推奨

● 有症状の胆嚢結石症に対しては，腹腔鏡下胆嚢摘出術を行うことを推奨する．
【推奨の強さ：強（合意率 91％），エビデンスレベル：C】

### 解説

　有症状の胆嚢結石症患者において，軽症では1年間に1〜3％の患者が重篤な症状あるいは合併症（急性胆嚢炎・急性胆管炎，黄疸，膵炎）を発症する．また，中等度の症状の患者が重症化して手術を受ける率は年間6〜8％で，その確率は経年的に減少する[1]．長期にわたる観察では（期間中央値8.7年），軽症の42％が軽症以上の腹痛を呈し，軽症・重度の腹痛を伴った症例の58％，52％は無症状化する[2]．ただし，症状の軽重の定義は難しく，症状の有無や重さは注意深く問診する[1]．急性胆嚢炎の非手術的治療後では，胆嚢摘出術待機中の症状再燃による臨時手術が6〜23％にある[3]．高齢者では，長期の無症状期を経て急激に重篤な状態で再発する例がまれではないため[4]，全身状態が耐術と判断されれば胆嚢摘出術が望ましい．有症状の胆嚢結石例に対する治療の基本は胆嚢摘出術であり，腹腔鏡下胆嚢摘出術は，有症状の胆嚢結石症に対する安全で有用な治療手段と位置づけられている[5]．

　腹腔鏡下胆嚢摘出術による合併症は胆管損傷，出血，他臓器損傷などがあげられる．日本内視鏡外科学会のアンケート調査結果によれば，2017年の全腹腔鏡下胆嚢摘出術において，胆管損傷は約0.4％，開腹を要する出血は約0.3％，他臓器損傷は約0.3％であった[6]．

　急性胆嚢炎や胆石膵炎，総胆管結石を除く，胆嚢結石の有症状患者に対して施行した生活の質調査（gastrointestinal quality of life index：GIQLI）において，腹腔鏡下胆嚢摘出術によって生活の質が有意に向上したとの報告がある[7]．

### 文献

1) Friedman GD. Natural history of asymptomatic and symptomatic gallstones. Am J Surg 1993; **165**: 399-404（ケースシリーズ）
2) Festi D, Reggiani ML, Attili AF, et al. Natural history of gallstone disease: expectant management or active treatment? Results from a population-based cohort study. J Gastroenterol Hepatol 2010; **25**: 719-724（コホート）
3) 急性胆管炎・胆嚢炎診療ガイドライン改訂出版委員会（編）．急性胆管炎・胆嚢炎診療ガイドライン2018, 医学図書出版，東京，2018: p.185-188（ガイドライン）
4) 野呂俊夫，山城守也，橋本　肇，ほか．病態と症状発現の頻度および様式とからみた高齢者無症状胆石の治療方針．外科治療 1992; **66**: 371-378（コホート）
5) NIH consensus conference. Gallstones and laparoscopic cholecystectomy. JAMA 1993; **269**: 1018-1024
6) 内視鏡外科手術に関するアンケート調査 第14回集計結果報告．日本内視鏡外科学会雑誌 2018; **23**: 727-890
7) Mentes BB, Akin M, Irkorucu O, et al. Gastrointestinal quality of life in patients with symptomatic or asymptomatic cholelithiasis before and after laparoscopic cholecystectomy. Surg Endosc 2001; **15**: 1267-1272（コホート）

## 重症胆嚢炎に対する早期手術は，ドレナージや抗菌薬投与による保存的治療よりも推奨されるか？

**推奨**

重症の急性胆嚢炎に対しては，抗菌薬投与をはじめとする全身管理を行い，
● 耐術能があると判断された場合，高次施設においては熟練した外科医のもとで早期手術を行うことを提案する.
【推奨の強さ：**弱**（合意率 91%），エビデンスレベル：**B**】
● 耐術と判断できなければ，早期に胆嚢ドレナージを行うことを推奨する.
【推奨の強さ：**強**（合意率 100%），エビデンスレベル：**A**】

**解説**

　重症の急性胆嚢炎とは，局所の重症（壊疽性胆嚢炎，胆汁性腹膜炎，急性胆管炎の合併，など）と，炎症の波及による全身症状としての重症を考えなくてはならないが，ここでは全身症状，すなわち，臓器障害による全身症状をきたし，呼吸・循環管理などの集中治療を要し，胆嚢摘出術やドレナージを施行しなければ生命に危機を及ぼす状態の胆嚢炎について述べる.

　重症の急性胆嚢炎（Tokyo Guidelines 2018[1] における Grade Ⅲ）に対して，全身管理と局所コントロールのいずれかの治療手段を単独で推奨することはできない. 抗菌薬治療は，全身の炎症性反応に対する治療である. 抗菌薬投与と臓器サポートを行いつつ，臓器障害の程度を見極めて，局所のコントロールを目的に胆嚢ドレナージまたは手術を選択する[1].

　臓器障害がコントロールできれば早期手術が推奨されるが，重症の急性胆嚢炎において致死性臓器障害（中枢性神経障害，呼吸機能障害，黄疸（T-Bil 2 mg/dL 以上））を伴っている場合は，有意に手術死亡率（30 日死亡率）が増加する[2]. 2018 年に改訂された「急性胆管炎・胆嚢炎診療ガイドライン 2018」では，急性胆嚢炎の重症度評価において，軽症から中等症では年齢調整を含めたチャールソン併存疾患指数（age-adjusted Charlson comorbidity index）ならびに米国麻酔学会による術前状態分類（American Society of Anesthesiologists physical status classification：ASA-PS）が，重症ではチャールソン併存疾患指数，ASA-PS に加えて臓器障害（治療反応性臓器障害，致死性臓器障害）が手術の危険因子であり，これらの指標をもとに早期の腹腔鏡下胆嚢摘出術を検討することが提案された[1].

　重症の急性胆嚢炎に対する治療は，集中治療を含めた全身管理ができる施設で行われるべきこと，腹腔鏡下胆嚢摘出術は手術難度を考慮して，胆嚢炎手術に熟練した内視鏡外科医が行うことが強調されている[1].

　胆嚢ドレナージについては，次項 CQ 3-(1)-4 も参照されたい. 標準的なドレナージ法として，経皮経肝胆嚢ドレナージ（PTGBD）が安全で有用である[1,3]. 経皮経肝胆嚢穿刺吸引法（PTGBA）は，濃縮胆汁や膿性胆汁ではドレナージが不十分になる可能性がある[4]. 重症急性胆嚢炎に対する PTGBD が，死亡率上昇，在院日数延長，合併症増加，再入院率上昇に関与するとの報告もある[5]. 凝固異常や抗血栓薬内服中の急性胆嚢炎患者に対する PTGBD の出血リスクはコンセン

サスが得られていないが，注意が必要である [6,7]．熟練した胆膵内視鏡医による内視鏡的経乳頭的胆嚢ドレナージ（ETGBD）を考慮してもよい [1]．急性胆嚢炎に対する ETGBD 施行は，胆嚢管の閉塞などによる不成功や ERCP 後膵炎，胆嚢管あるいは胆嚢穿孔のリスクがある [8]．

## 文献

1) 急性胆管炎・胆嚢炎診療ガイドライン改訂出版委員会（編）．急性胆管炎・胆嚢炎診療ガイドライン 2018，医学図書出版，東京，2018（ガイドライン）

2) Endo I, Takada T, Hwang TL, et al. Optimal treatment strategy for acute cholecystitis based on predictive factors: Japan-Taiwan multicenter cohort study. J Hepatobiliary Pancreat Sci 2017; **24**: 346-361（コホート）

3) Harai S, Mochizuki H, Kojima Y, et al. Validation of Tokyo Guideline 2013 as treatment of acute cholecystitis by real world data. Dig Dis 2019; **37**: 303-308（コホート）

4) Ito K, Fujita N, Noda Y, et al. Percutaneous cholecystostomy versus gallbladder aspiration for acute cholecystitis: a prospective randomized controlled trial. AJR Am J Roentgenol 2004; **183**: 193-196（ランダム）

5) Dimou FM, Adhikari D, Mehta HB, et al. Outcomes in older patients with Grade III cholecystitis and cholecystostomy tube placement: a propensity score analysis. J Am Coll Surg 2017; **224**: 502-511（コホート）

6) Hamada T, Yasunaga H, Nakai Y, et al. Severe bleeding after percutaneous transhepatic drainage of the biliary system: effect of antithrombotic agents- analysis of 34606 cases from a Japanese nationwide administrative database. Radiology 2015; **274**: 605-613（コホート）

7) Shibasaki S, Takahashi N, Toi H, et al. Percutaneous transhepatic gallbladder drainage followed by elective laparoscopic cholecystectomy in patients with moderate acute cholecystitis under antithrombotic therapy. J Hepatobiliary Pancreat Sci 2014; **21**: 335-342（コホート）

8) Itoi T, Kawakami H, Katanuma A, et al. Endoscopic nasogallbladder tube or stent placement in acute cholecystitis: na preliminary prospective randomized trial in Japan (with videos). Gastrointest Endosc 2015; **81**: 111-118（ランダム）

第3章 治療

## 急性胆嚢炎では，内視鏡的胆嚢ドレナージは経皮経肝胆嚢ドレナージよりも推奨されるか？

### 推奨

● 急性胆嚢炎では，経皮経肝胆嚢ドレナージを行うことを推奨する.
【推奨の強さ：**強**（合意率 100%），エビデンスレベル：**B**】

● 凝固異常を伴う症例，抗血栓薬内服例，腹水貯留例では内視鏡熟練施設において内視鏡的経乳頭的胆嚢ドレナージを行うことを提案する.
【推奨の強さ：**弱**（合意率 100%），エビデンスレベル：**B**】

### 解説

　急性胆嚢炎のドレナージとして，経皮的には経皮経肝胆嚢ドレナージ（PTGBD），経皮経肝胆嚢穿刺吸引（PTGBA）がある．内視鏡的胆嚢ドレナージ（EGBD）としては経乳頭的胆嚢ドレナージ（ETGBD），EUS 下胆嚢ドレナージ（EUS-GBD）がある．**表 1** に各手技の成績を記載する．PTGBD はこれまでの症例集積により比較的安全に施行でき，手技自体も比較的容易に施行できるため，手術リスクの高い急性胆嚢炎患者のドレナージ法として推奨されてきた[1~7]．PTGBD の手技成功率は 97～100%，臨床奏効率は 89.3～97.6% と良好な成績が報告されており，偶発症発生率は 3～39.5% と報告されている[8~12]．一方，ETGBD は胆膵内視鏡的治療熟練施設におけ

表 1　PTGBD，ETGBD，EUS-GBD の治療成績の比較

| 著者 | 出版年 | 研究デザイン | ドレナージ法 | 症例数 | 手技成功率（%） | 臨床奏効率（%） | 偶発症率（%） |
|---|---|---|---|---|---|---|---|
| Siddiqui | 2019 | retrospective | ETGBD | 124 | 88 | 90 | 2 |
| | | | EUS-GBD | 102 | 94 | 80 | 5 |
| | | | PTGBD | 146 | 98 | 97 | 20 |
| Jang | 2012 | RCT | EUS-GBD | 30 | 97 | 100 | 7 |
| | | | PTGBD | 29 | 97 | 96 | 3 |
| Itoi | 2010 | SR | PTGBA | 122 | 93 | 83 | 0.8 |
| | | | PTGBD | 246 | 98 | 90 | 3.7 |
| | | | ENGBD | 194 | 81 | 75 | 3.6 |
| | | | EGBS | 127 | 96 | 88 | 6.3 |
| | | | EUS-GBD | 12 | 100 | 100 | 16.7 |
| Khan | 2017 | SR | ETGBD | 647 | 83 | 93 | 10 |
| | | | EUS-GBD | 162 | 93 | 97 | 13 |
| Mohan | 2019 | SR | ETGBD | 1,223 | 83 | 88.1 | 9.6 |
| | | | EUS-GBD | 557 | 95.3 | 96.7 | 12.4 |
| | | | PTGBD | 13,351 | 98.7 | 89.3 | 15.1 |

る代替治療として施行されてきたが，手技成功率 81～96%，臨床的成功 75～93% と PTGBD よりも劣っている[8~12]．これらの報告は胆膵治療内視鏡のエキスパートによる high-volume center からのものであり，一般的な施設での成功率はさらに低下すると考えられる．そのため，ETGBD の位置づけは総胆管結石の合併が疑われる症例，PTGBD で偶発症発生率が高いと考えられる凝固異常，抗血栓薬服用，腹水貯留，などのほかに PTGBD の手技が困難な症例の代替治療と考えられる．凝固異常時の対応や抗凝固薬の休薬や変更などについての報告は少なく，interventional radiology に関するガイドラインでは血栓塞栓のリスクが高い場合は抗血小板薬であるアスピリン単剤内服下での PTGBD が許容されている[13]．しかし，本邦の DPC データからの多数例の解析では抗血栓薬内服中の胆嚢炎患者に対する治療として PTGBD は出血リスクが有意に高いと報告されており，注意が必要である[14]．

　EUS-GBD は比較的新しい手技であり，本邦では普及していないが，手技成功率・臨床奏効率は 90～100% と良好な結果であった[8~12]．一方，LAMS（lumen apposing metal stent）を使用した EUS-GBD での新しい論文として 3 編のシステマティックレビューがあり PTGBD と遜色ない良好な成績であった[15~17]（表2）．しかし，EUS-GBD の手技に関してはまだ一般化できる手技とはいえず現段階では推奨するにはいたらないと考えられる．

### 表2　LAMS を使用した EUS-GBD の報告例

| 著者 | 出版年 | 研究デザイン | 症例数 | 手技成功率（%） | 臨床奏効率（%） | 偶発症率（%） |
|---|---|---|---|---|---|---|
| Jain | 2018 | SR | 189 | 95.2 | 96.7 | 再発性胆嚢炎　5.1<br>出血　2.6<br>ステント逸脱　1.1 |
| Kalva | 2018 | SR | 233 | 93.9 | 92.5 | 18.3（ステント関連 8.2） |
| Mohan | 2019 | SR | 337 | 95.5 | 95 | 12.7<br>早期（＜2w）：6.5<br>晩期（＞2w）：8.3 |

第3章　治療

### ▓ 文献 ▓

1）Kiviniemi H, Mäkelä JT, Autio R, et al. Percutaneous cholecystostomy in acute cholecystitis in high-risk patients: an analtsis of 69 patients. Int Surg 1998; 83: 299-302（ケースシリーズ）
2）Sugiyama M, Tokuhara M, Atomi Y, et al. Is percutaneous cholesystostomy the optional treatment for acute cholecystitis in the very elderly? World J Surg 1998; 22: 459-463（ケースシリーズ）
3）Akhan O, Akinci D, Ozmen MN. Percutaneous cholecystostomy. Eur J Radiol 2002; 43: 229-236（ケースシリーズ）
4）Donald JJ, Cheslyn-Curtis S, Gillams AR, et al. Percutaneous cholecystolithotomy: is gall stone recurrence inevitable? Gut 1994; 35: 692-695（ケースシリーズ）
5）Hultman CS, Herbst CA, McCall, et al. The efficacy of percutaneous cholecystostomy in crinical ill patients. Am Surg 1996; 62: 263-269（ケースシリーズ）
6）Melin MM, Sarr MG, Bender CE, et al. Percutaneous cholecystostomy: a valuable technique in high-risk patients with presumed acute cholecystitis. Br J Surg 1995; 82: 1274-1277（ケースシリーズ）
7）Davis CA, Landercasper J, Gundersen LH, et al. Effective use of percutaneous cholecystostomy in high-risk surgical patietns: techniques tube management and results. Arch Surg 1999; 134: 727-731（ケースシリーズ）
8）Siddiqui A, Kunda R, Tyberg A, et al. Three-way comparative study of endoscopic ultrasound-guided transmural gallbladder drainage using lumen-apposing metal stents versus endoscopic transpapillary

drainage versus percutaneous cholecystostomy for gallbladder drainage in high-risk surgical patients with acute cholecystitis: clinical outcomes and success in an International, Multicenter Study. Surg Endosc 2019; **33**: 1260-1270（ケースコントロール）

9) Jang JW, Lee SS, Song TJ, et al. Endoscopic Ultrasound-Guided Transmural and Percutaneous Transhepatic Gallbladder Drainage Are Comparable for Acute Cholecystitis. Gastroenterology 2012: **142**: 805-811（ランダム）

10) Itoi T, Coelho-Prabhu N, Baron TH. Endoscopic gallbladder drainage for management of acute cholecystitis. Gastrointest Endosc 2010; **71**: 1038-1045（メタ）

11) Khan MA, Atiq O, Kubiliun N, et al. Efficacy and safety of endoscopic gallbladder drainage in acute cholecystitis：Is it better than percutaneous gallbladder drainage? Gastrointest Endosc 2017; **85**: 76-87（メタ）

12) Mohan BP, Khan SR, Trakroo S, et al. Endoscopic ultrasound-guided gallbladder drainage, transpapillary drainage, or percutaneous drainage in high risk acute cholecystitis patients: a systematic review and comparative meta-analysis. Endoscopy 2020; **52**: 96-106（メタ）［検索期間外文献］

13) Patel IJ, Davidson JC, Nikolic B, et al. Consensus guidelines for periprocedural management of coagulation status and hemostasis risk in percutaneous image-guided interventions. J Vasc Interv Radiol 2012; **23**: 727-736（ガイドライン）

14) Hamada T, Yasunaga H, Nakai Y, et al. Severe bleeding after percutaneous transhepatic drainage of the biliary system: effect of antithrombotic agents--analysis of 34 606 cases from a Japanese nationwide administrative database. Radiology 2015; **274**: 605-613（コホート）

15) Jain D, Bhandari BS, Agrawal N, et al. Singhal S Endoscopic Ultrasound-Guided Gallbladder Drainage Using a Lumen-Apposing Metal Stent for Acute Cholecystitis: A Systematic Review. Clin Endosc 2018; **51**: 450-462（メタ）

16) Kalva NR, Vanar V, Forcione D, et al. Efficacy and Safety of Lumen Apposing Self-Expandable Metal Stents for EUS Guided Cholecystostomy: A Meta-Analysis and Systematic Review. Can J Gastroenterol Hepatol 2018; **2018**: 7070961（メタ）

17) Mohan BP, Asokkumar R, Shakhatreh M, et al. Adverse events with lumen-apposing metal stents in endoscopic gallbladder drainage: A systematic review and meta-analysis. Endosc Ultrasound 2019; **8**: 241-248（メタ）

# CQ 3-(1)-5

## Mirizzi 症候群・合流部胆石に対して，内視鏡的治療は外科手術よりも推奨されるか？

**推奨**

● Mirizzi 症候群に対しては外科的治療を行うことを推奨する.
【推奨の強さ：**強**（合意率 91%），エビデンスレベル：**D**】

● 合流部胆石に対し，内視鏡熟練施設においては経口胆道鏡による内視鏡的治療を行うことを提案する.
【推奨の強さ：**弱**（合意率 100%），エビデンスレベル：**D**】

**解説**

Mirizzi 症候群は胆嚢頸部や胆嚢管の結石による圧排や炎症により総肝管の狭窄をきたした病態である. McSherry は瘻孔形成のない type I と，胆管の圧排壊死に伴う胆嚢胆管瘻をきたした type II に分類した. さらに Csendes らは McSherry type II を胆嚢胆管瘻孔が総胆管に占める割合により 1/3（type II），2/3（type III），全周（type IV）に分類した. 一方，胆嚢管，総肝管，総胆管の三管合流部に嵌頓した結石は合流部胆石（confluence stone）と呼ばれ，総胆管に結石が露出している点は McSherry type II と類似しており，区別は困難である.

MRCP は診断に有用であり診断能は 44〜82%[1~3] とされる. ERCP は胆管炎や黄疸をきたしている症例でドレナージを目的に施行され，診断にも有用である[4].

Mirizzi 症候群の治療（表 1）は開腹手術がスタンダードとされている. 胆嚢摘出術と瘻孔に対する治療があり，瘻孔が小さいものでは T-tube が留置されるが，瘻孔が大きくなると胆管欠損部を被覆する治療が必要となり，欠損部の被覆が困難な大きな瘻孔では胆管切除と胆道再建（Roux-en-Y 再建法など）が必要になる[1]. 瘻孔の有無によって偶発症率も異なり，瘻孔があるものでは有意差をもって高率となることが報告されている[1]. 腹腔鏡下手術は技術的にも難しく，偶発症も開腹と比較すると高率である[1,5]. 開腹手術への移行率は 8〜76% 程度と高率であり[1~3,6,7]，偶発症は 12〜19%[3,6] であり，死亡例の報告もある[5,6]. type I でも腹腔鏡下手術を施行した 68 人中 47% で開腹手術への移行が必要であったという報告がある一方で，近年では 49 人に腹腔鏡下手術を施行し 92% で完遂した報告[7] や type II でも内視鏡的の経鼻胆管ドレナージ（ENBD）を併用することで腹腔鏡下手術が 49 人全例で完遂したという報告もある[8]. Mirizzi 症候群に対する腹腔鏡下治療は施設ごとによる報告にばらつきがあり，熟練した術者のもとで施行することが勧められる.

一方，総胆管に結石が露出している type II では，合流部胆石と同様に内視鏡的治療が行われている[9]. 経口胆道鏡下の電気水圧衝撃波結石破砕療法（EHL），YAG レーザーの有効性を論じた 10 例以上の報告 3 編をまとめると 95%（97 例中 92 例）と非常に高率な完全結石除去を得られていた[10~12]. しかし，現在までまとまった報告や比較試験はない. Mirizzi 症候群 type II に対する内視鏡的治療は一部の熟練施設でのみ行われているものと推察される. また，本邦では ENBD を留置して造影下に ESWL を行い，破砕後に内視鏡的に除去している施設もある[13]. 以前より，

表1 Mirizzi 症候群に対する治療法の比較

**開腹術**

| | | n | 成功率 | 偶発症 | 死亡率 | 入院期間 |
|---|---|---|---|---|---|---|
| Beltran | 2008 | 327 | 100% | 19% | 4% | NA |

**腹腔鏡下手術**

| | | n | 開腹治療への移行率 | 偶発症 | 死亡率 | 入院期間 |
|---|---|---|---|---|---|---|
| Antoniou | 2010 | 124 (meta) | 41% | 12% | 0.80% | 8日 (3〜13) |
| Cui | 2012 | 198 | 65% | 10% | 0% | 21日 (7〜28) |
| Gelbard | 2018 | 88 | 48% | 26% | 0% | 8.5日 (5〜15) |
| Shirah | 2017 | 64 | 8% | 3% | 0% | 5〜18日 |
| Kulkarni | 2017 | 60 | 76% | 27% | 0% | 術後1〜27日 |

**内視鏡的治療**

| | | n | 成功率 | 偶発症 | 死亡率 | 入院期間 |
|---|---|---|---|---|---|---|
| Tsuyuguchi | 2011 | 50 | 96% | NA | 0% | NA |
| Bhandari | 2016 | 34 | 100% | 発熱2人 腹痛2人 膵炎2人 | NA | NA |
| Sepe | 2012 | 13 | 77% | 0% | 0% | NA |

経皮的な胆道鏡下治療が行われてきたが，内視鏡的治療の進歩により現在では減少してきている．合流部胆石に対する内視鏡的治療は器具の普及とともに増加していると考えられるが，普遍性を考慮し弱い推奨（提案）にとどめた．

## 文献

1) Cui Y, Liu Y, Li Z, et al. Appraisal of diagnosis and surgical approach for Mirizzi syndrome. ANZ J Surg 2012; **82**: 708-713（ケースシリーズ）
2) Kulkarni SS, Hotta M, Sher L, et al. Complicated gallstone disease: diagnosis and management of Mirizzi syndrome. Surg Endosc 2017; **31**: 2215-2222（ケースシリーズ）
3) Gelbard R, Khor D, Inaba K, et al. Role of laparoscopic surgery in the current management of Mirizzi syndrome. Am Surg 2018; **84**: 667-671（ケースシリーズ）
4) Chen H, Siwo EA, Khu M, et al. Current trends in the management of Mirizzi Syndrome: a review of literature. Medicine (Baltimore) 2018; **97**: e9691（メタ）
5) Beltran MA. Mirizzi syndrome: history, current knowledge and proposal of a simplified classification. World J Gastroenterol 2012; **18**: 4639-4650（レビュー）
6) Antoniou SA, Antoniou GA, Makridis C. Laparoscopic treatment of Mirizzi syndrome: a systematic review. Surg Endosc 2010; **24**: 33-39（ケースシリーズ）
7) Shirah BH, Shirah HA, Albeladi KB. Mirizzi syndrome: necessity for safe approach in dealing with diagnostic and treatment challenges. Ann Hepatobiliary Pancreat Surg 2017; **21**: 122-130（ケースシリーズ）
8) Yuan H, Yuan T, Sun X, et al. A Minimally invasive strategy for Mirizzi syndrome Type II: combined endoscopic with laparoscopic approach. Surg Laparosc Endosc Percutan Tech 2016; **26**: 248-252（ケースシリーズ）
9) Mithani R, Schwesinger WH, Bingener J, et al. The Mirizzi syndrome: multidisciplinary management promotes optimal outcomes. J Gastrointest Surg 2008; **12**: 1022-1028（ケースシリーズ）
10) Sepe PS, Berzin TM, Sanaka S, et al. Single-operator cholangioscopy for the extraction of cystic duct stones (with video). Gastrointest Endosc 2012; **75**: 206-210（ケースシリーズ）
11) Tsuyuguchi T, Sakai Y, Sugiyama H, et al. Long-term follow-up after peroral cholangioscopy-directed

lithotripsy in patients with difficult bile duct stones, including Mirizzi syndrome: an analysis of risk factors predicting stone recurrence. Surg Endosc 2011; **25**: 2179-2185（ケースシリーズ）

12） Bhandari S, Bathini R, Sharma A, et al. Usefulness of single-operator cholangioscopy-guided laser lithotripsy in patients with Mirizzi syndrome and cystic duct stones: experience at a tertiary care center. Gastrointest Endosc 2016; **84**: 56-61（ケースシリーズ）

13） Benninger J, Rabenstein T, Farnbacher M, et al. Extracorporeal shockwave lithotripsy of gallstones in cystic duct remnants and Mirizzi syndrome. Gastrointest Endosc 2004; **60**: 454-459（ケースシリーズ）

第3章　治療

# BQ 3-(2)-1

## 総胆管結石に対する内視鏡的治療にはどのようなものがあるか？

### 回答

- 標準治療は EST による結石除去であるが，EPBD も行われている．
- 通常の内視鏡的治療が困難な結石に対しては，EPLBD や POCS，PTCS，バルーン内視鏡，EUS を用いた結石除去も行われている．

### 解説

　総胆管結石の治療は現在，内視鏡的乳頭括約筋切開術（EST）とこれに続いて行うバスケットカテーテルあるいはバルーンカテーテルによる内視鏡的結石除去術が標準治療とされており，その治療成功率は 86.8〜100％と極めて高い[1]．また，わが国においては EST に代わって内視鏡的乳頭バルーン拡張術（EPBD）を行う施設も少なからずあり，特に肝硬変や透析患者，抗血栓薬を中止できない症例など出血性素因を有し，結石が比較的小さく数も少ない症例が EPBD のよい適応とされている（BQ 3-(2)-6）．なお，急性胆管炎を合併している場合には，胆管炎が中等症以下であれば，通常一期的に結石を除去するが，患者の状態によっては，まずは内視鏡的胆道ドレナージを行い，後日二期的に内視鏡的胆管結石除去を行うこともある（CQ 3-(2)-3）．

　結石が比較的大きい場合（10mm 以上）には，通常，機械的結石破砕術（ML）によって結石を砕いてから破砕片を取り出すが，近年においては 12mm 程度までの結石や積み上げ結石に対しては内視鏡的乳頭大口径バルーン拡張術（EPLBD）がその簡便性のためによく用いられている（CQ 3-(2)-5）[2]．バスケットで把持できないほどの巨大結石や，合流部胆石，嵌頓結石については，以前から体外衝撃波結石破砕療法（ESWL）や経口胆道鏡（POCS）下のレーザー結石除去や電気水圧衝撃波結石破砕療法（EHL）が一部の施設で行われてきたが，最近では操作性のよい POCS の登場により多くの施設で POCS 下結石除去治療が行われるようになっている．

　術後再建腸管例については，十二指腸乳頭までの距離が長くなるため通常の内視鏡でのアプローチは不可能であり，以前は肝内胆管拡張例であれば，経皮経肝胆道鏡（PTCS）下結石除去が選択されることもあったが，実際には外科手術となることが多かった．しかし近年，小腸観察で使用するバルーン内視鏡を使って十二指腸乳頭に到達して結石治療を行う手技が普及し，多くの施設で術後再建腸管例における総胆管結石除去の第一選択となっている．また，これが不成功であった場合においても肝内胆管拡張例においては，EUS 下に残胃あるいは挙上空腸から左葉肝内胆管を穿刺し，ここから順行性にガイドワイヤーを進めて乳頭をバルーンで拡張し，結石を押し出す EUS 下順行性治療（EUS-AG）も選択肢となりうる[3]．

### 文献

1) 良沢昭銘，糸井隆夫，潟沼朗生，ほか．EST 診療ガイドライン．Gastroenterological Endoscopy 2015; **57**: 2721-2759（ガイドライン）
2) 糸井隆夫，良沢昭銘，潟沼朗生，ほか．EPLBD 診療ガイドライン．Gastroenterological Endoscopy 2017; **59**: 337-365（ガイドライン）
3) 安田一朗．治療困難胆管結石に対する内視鏡治療の進歩．日本消化器病学会雑誌 2016; **113**: 585-593

# BQ 3-(2)-2 (2) 総胆管結石

## 総胆管結石に対する外科的治療にはどのようなものがあるか？

### 回答

● 総胆管結石に対する外科的治療としては，「開腹手術（胆嚢摘出術＋総胆管結石除去術）」，「腹腔鏡下手術（胆嚢摘出術＋総胆管結石除去術）」および「腹腔鏡下胆嚢摘出術＋内視鏡的総胆管結石除去術」がある．

### 解説

　総胆管結石に対する外科的治療としては，「開腹手術（胆嚢摘出術＋総胆管結石除去術）」，「腹腔鏡下手術（胆嚢摘出術＋総胆管結石除去術）」および「腹腔鏡下胆嚢摘出術＋内視鏡的総胆管結石除去術」がある．「腹腔鏡下胆嚢摘出術＋内視鏡的総胆管結石除去術」には，腹腔鏡下胆嚢摘出術の術前，術中，術後の３つの方法がある．

　日本胆道学会学術委員会で行われた 2013 年 8 月 1 ヵ月間の前向き全国胆石症調査[1] によると，胆嚢結石を合併する総胆管結石症 77 例に対する治療法は，内視鏡総胆管結石除去術が 58 例（75%）に施行され，うち 16 例（21%）は腹腔鏡下胆嚢摘出術を施行された．腹腔鏡下手術（胆嚢摘出術＋総胆管結石除去術）は 1 例（1%）に，開腹総胆管結石除去手術が 2 例（3%）に，内視鏡的総胆管結石除去術＋開腹胆嚢摘出術が 5 例（7%）に施行されたとされる．

　日本内視鏡外科学会による「内視鏡外科手術に関するアンケート調査」[2] によると，総胆管結石症に対する内視鏡外科手術は，1993 年の 571 例から 2017 年の 2,143 例と増加しており，なかでも「腹腔鏡下胆嚢摘出術＋内視鏡的総胆管結石除去術」は 1993 年の 256 例から 1,849 例と著明に増加傾向である．一方「腹腔鏡下手術（胆嚢摘出術＋総胆管結石除去術）」は 1993 年に 315 例，2017 年に 294 例であり報告数はほぼ横ばいであるが全報告例に占める割合は年々低下傾向である（**表 1**）．同時期に施行された「開腹手術（胆嚢摘出術＋総胆管結石除去術）」症例数は明らかではないが，本邦では「術前内視鏡的総胆管結石除去術＋腹腔鏡下胆嚢摘出術」が現在の主たる治療法となっていることが伺われる．

表1　総胆管結石症例に対する内視鏡外科手術数の推移

| | 1993 | 1997 | 2002 | 2007 | 2012 | 2017 |
|---|---|---|---|---|---|---|
| 総胆管結石症例に対する内視鏡外科手術数 | 571 | 1,260 | 1,431 | 2,051 | 2,483 | 2,143 |
| 腹腔鏡下手術（胆嚢摘出術＋総胆管結石除去術） | 315 | 582 | 534 | 482 | 453 | 294 |
| 割合 | 55% | 46% | 37% | 24% | 18% | 14% |
| 腹腔鏡下胆嚢摘出術＋内視鏡的総胆管結石除去術 | 256 | 678 | 897 | 1,569 | 2,030 | 1,849 |
| 割合 | 45% | 54% | 63% | 76% | 82% | 86% |

（日本内視鏡外科学会学術委員会．日本内視鏡外科学会雑誌 2018; 23: 745-753 [2] より許諾を得て転載）

第3章　治療

表2　米国における総胆管結石に対する結石除去術の動向

| | 1998 年 | | 2013 年 |
|---|---|---|---|
| 外科的総胆管結石除去術 | 39.8% | → | 8.5% |
| 開腹総胆管結石除去術 | 30.6% | → | 5.5% |
| 腹腔鏡下総胆管結石除去術 | 9.2% | → | 3.0% |
| 内視鏡的総胆管結石除去術 | 76.8% | → | 95.1% |

(Wandling MW, et al. JAMA Surg 2016; 151: 1125-1130 [3] を参考に作成)

　米国 National Inpatient Sample 1998〜2013 年のデータによると[3]，15 年間で総胆管結石治療者数の年次推移には変化を認めず，外科的総胆管結石除去術は，1998 年の 39.8% から 2013 年の 8.5% と有意に減少している（$p < 0.001$）．その内訳は「開腹総胆管結石除去術（open CBDE [common bile duct exploration]）」が 1998 年の 30.6% から 2013 年の 5.5% へと有意に減少しており（$p < 0.001$），同様に「腹腔鏡下総胆管結石除去術（LCBDE）」も 1998 年の 9.2% から 2013 年の 3.0%（$p < 0.001$）と有意に減少している（表2）．一方，内視鏡的総胆管結石除去術は 1998 年の 76.8% から 2013 年の 95.1% と有意に増加傾向であり（$p < 0.001$），米国においても「腹腔鏡下胆囊摘出術＋内視鏡的総胆管結石除去術」が現在の主たる治療法となっている．また，欧米では，治療有効性に加え入院期間短縮の観点から一期的に「腹腔鏡下胆囊摘出術＋術中内視鏡的総胆管結石除去術」を全身麻酔下に行う「いわゆる rendezvous technique」の報告も近年増加傾向である[4]．

## 文献

1) 日本胆道学会学術委員会．胆石症に関する 2013 年度全国調査結果報告．胆道 2014; 4: 612-617（コホート）
2) 日本内視鏡外科学会学術委員会．内視鏡外科手術に関するアンケート調査—第 14 回集計結果報告．日本内視鏡外科学会雑誌 2018; 23: 745-753（コホート）
3) Wandling MW, Hungness ES, Pavey ES, et al. Nationwide assessment of trends in choledocholithiasis management in the United States from 1998 to 2013. JAMA Surg 2016; 151: 1125-1130（コホート）
4) Ricci C, Pagano N, Taffurelli G, et al. Comparison of efficacy and safety of 4 combinations of laparoscopic and intraoperative techniques for management of gallstone disease with biliary duct calculi: a systematic review and network meta-analysis. JAMA Surg 2018; 153: e181167（メタ）

# BQ 3-(2)-3

## 胆嚢結石合併総胆管結石に対する治療にはどのようなものがあるか？

### 回答

● ①内視鏡的に胆管結石を除去後に外科的に胆嚢摘出を行う，②外科的に胆嚢摘出術と胆管結石除去術を同時に行う，など種々の治療法がある．

### 解説

　胆嚢結石合併総胆管結石に対する治療には大別すると，①内視鏡的に胆管結石を除去後に外科的に胆嚢摘出を行う[1]，②外科的に胆嚢摘出術と胆管結石除去術を同時に行う，方法がある．また，経皮的胆管・胆嚢ドレナージなど IVR 治療と内視鏡や外科的治療を併用する方法がある．外科的手術には開腹下あるいは腹腔鏡下の方法がある．腹腔鏡下の胆管結石治療には，経胆嚢管的に結石を除去する方法や胆管を切開し結石を除去する方法[2,3]，手術中に ERCP を行い胆管結石の除去を行う方法[4,5]，など多岐にわたる（「胆嚢結石・総胆管結石治療法一覧」参照）．また，胆管結石のみを治療し胆嚢は経過観察とすることも選択肢のひとつとなりうる．これらのうち，どの方法を選択すべきかの定まったコンセンサスはなく，施設の状況や患者の状態によって選択されている．

　Lyu らは ERCP 後に腹腔鏡下胆嚢摘出術（ERCP＋LC）の施行と経胆嚢管的に胆管結石除去（LCBDE＋LC）を施行したメタアナリシスの結果を報告している[6]．このメタアナリシスには，12 の RCT による 1,545 症例が解析された．これによると ERCP＋LC のほうが LCBDE＋LC よりも有意に高い結石除去率が示された．術後の胆汁漏は ERCP＋LC 群において有意に低かったが，膵炎の発生率は ERCP＋LC 群で有意に高かった．また，LCBDE＋LC は，全入院期間が ERCP＋LC よりも短かった．罹患率や死亡率には有意差は認められなかった．

　胆管結石治療後の胆嚢摘出術は不要であるとの報告がある[7]一方で，Boerma ら[8] の 120 例の胆管結石治療後に胆嚢摘出をする群（$n=49$）と経過観察をする群（$n=59$）の RCT の結果を報告している．これによると胆道系の症状は経過観察群で 47％，胆嚢摘出群で 2％と有意に経過観察群で高く（relative risk 22.42，95％CI 3.16～159.14，$p<0.0001$）胆嚢結石合併の胆管結石は，胆嚢摘出も行うべきとされている．当然ながら高齢などの理由により，外科的手術の適応とならない場合もあり，患者の全身状態を考慮し決定すべきである．

### 文献

1) Xu J, Yang C. Cholecystectomy outcomes after endoscopic sphincterotomy in patients with choledocholithiasis: a meta-analysis. BMC Gastroenterol 2020; **20**: 229（メタ）
2) Bove A, Di Renzo RM, Palone G, et al. Single-stage procedure for the treatment of cholecysto-choledocolithiasis: a surgical procedures review. Ther Clin Risk Manag 2018; **14**: 305-312
3) De Palma GD. Minimally invasive treatment of cholecysto-choledocal lithiasis: The point of view of the surgical endoscopist. World J Gastrointest Surg 2013; **5**: 161-166
4) Enochsson L, Lindberg B, Swahn F, et al. Intraoperative endoscopic retrograde cholangiopancreatography (ERCP) to remove common bile duct stones during routine laparoscopic cholecystectomy does not pro-

第3章 治療

long hospitalization: a 2-year experience. Surg Endosc 2004; **18**: 367-371（コホート）

5） Liverani A, Muroni M, Santi F, et al. One-step laparoscopic and endoscopic treatment of gallbladder and common bile duct stones: our experience of the last 9 years in a retrospective study. Am Surg 2013; **79**: 1243-1247（コホート）

6） Lyu Y, Cheng Y, Li T, et al. Laparoscopic common bile duct exploration plus cholecystectomy versus endoscopic retrograde cholangiopancreatography plus laparoscopic cholecystectomy for cholecystochole-do-cholithiasis: a meta-analysis. Surg Endosc 2019; **33**: 3275-3286（メタ）

7） Schreurs WH, Vles WJ, Stuifbergen WH, et al. Endoscopic management of common bile duct stones leaving the gallbladder in situ. A cohort study with long-term follow-up. Dig Surg 2004; **21**: 60-65（コホート）

8） Boerma D, Rauws EA, Keulemans YC, et al. Wait-and-see policy or laparoscopic cholecystectomy after endoscopic sphincterotomy for bile-duct stones: a randomised trial. Lancet 2002; **360**: 761-765（ランダム）

# BQ 3-(2)-4

## 胆嚢結石合併総胆管結石に対して，内視鏡的総胆管結石除去術＋外科的胆嚢摘出術（二期的併用治療）は外科的総胆管結石除去術＋胆嚢摘出術（一期的外科治療）よりも有効か？

### 回答

● 内視鏡的総胆管結石除去術＋外科的胆嚢摘出術は，外科的総胆管結石除去術＋胆嚢摘出術に比べ，在院日数が長いが，遺残結石率，死亡率および合併症率については ほぼ同等である．本邦では内視鏡的総胆管結石除去後に外科的胆嚢摘出術を行う二期的併用治療が多くの施設で施行されている．

### 解説

　本邦において胆嚢結石合併総胆管結石に対する治療は，日本胆道学会での前向き全国調査[1]では，胆嚢結石を合併する総胆管結石症 77 例中「腹腔鏡下手術（胆嚢摘出術＋総胆管結石治療）」は 1 例（1%）に行われており，また日本内視鏡外科学会による内視鏡外科手術に関するアンケート結果[2]では全例腹腔鏡下胆管切石術している施設は 6%（内視鏡外科学会統計）と少数であり，本邦では，はじめに内視鏡を用いた総胆管結石除去後に外科的胆嚢摘出術を施行する二期的治療が多くの施設で行われている．しかし，このほかにも多くの治療法が存在し（BQ 3-(2)-3，コラム参照）これらをすべて比較した研究はない．

　欧米のエビデンスをみてみると，胆嚢結石を合併する総胆管結石症に対する治療は Cochrane Database Syst Rev[3]にまとめられている．このレビューでは，プライマリーエンドポイントを死亡率，合併症率，遺残結石，セカンダリーエンドポイントを不成功例，コンバージョン率，QOL，治療期間，在院日数，コストとして，外科的総胆管結石除去術＋胆嚢摘出術（一期的外科治療）と内視鏡的総胆管結石除去術＋外科的胆嚢摘出術（二期的併用治療）について検討されている．一期的外科治療は現在では主に腹腔鏡手術であるが，過去の開腹手術の検討を含めた解析では，一期的外科治療と二期的併用治療の間に死亡率，合併症率，在院日数などでは差がなかった．二期的併用治療は ERCP を胆摘後の前，術中，術後に行う 3 つ方法が述べられているが，ERCP を胆嚢摘出術の前後に限定した二期的併用治療と一期的外科治療として腹腔鏡手術に限定して比較した 7 つの RCT（746 例）をもとに解析した結果では[3]，死亡率，合併症率，在院日数などでは差はないが，遺残結石率は有意に一期的外科治療が低率との結論であった．しかし，本邦で行われている ERCP を胆摘前に限定した 5 つの RCT（580 例）では[3]，差がない結果であった．また，11 の RCT からの 2018 年のシステマティックレビュー[4]では，結石除去成功率と在院日数において，一期的外科治療が有意に良好であるとの結果が報告されている．コストに関しては，RCT が少なくメタアナリシスはできていないが，3 つの RCT では一期的外科治療が良好との結果であった[5~7]．QOL に関しては 1 つの RCT からは差がなかった[7]．以上，欧米での報告では，遺残結石率，在院日数は一期的外科治療が良好であるが（ERCP を胆摘前に行った場合は遺残結石率に差なし），ほかの治療成績はほぼ同等との結果であった．本邦では大部分の施設にて内視鏡的総胆管結石除去術→外科的胆嚢摘出術（二期的併用治療）を行っており，また

ERCPによる結石除去は乳頭処置やデバイスの選択など多様であり，欧米とは異なる状況である．今後，本邦での検討を行うことが課題である．

## 文献

1) 日本胆道学会学術委員会．胆石症に関する2013年度全国調査結果報告．胆道 2014; **4**: 612-617（コホート）
2) 日本内視鏡外科学会学術委員会．内視鏡外科手術に関するアンケート調査—第14回集計結果報告．日本内視鏡外科学会雑誌 2018, **23**: 745-753（コホート）
3) Dasari BV, Tan CJ, Gurusamy KS, et al. Surgical versus endoscopic treatment of bile duct stones. Cochrane Database Syst Rev 2013; (12): CD003327（メタ）
4) Singh AN, Kilambi R. Single-stage laparoscopic common bile duct exploration and cholecystectomy versus two-stage endoscopic stone extraction followed by laparoscopic cholecystectomy for patients with gallbladder stones with common bile duct stones: systematic review and meta-analysis of randomized trials with trial sequential analysis. Surg Endosc 2018; **32**: 3763-377（メタ）
5) Bansal VK, Misra MC, Rajan K, et al. Single-stage laparoscopic common bile duct exploration and cholecystectomy versus two-stage endoscopic stone extraction followed by laparoscopic cholecystectomy for patients with concomitant gallbladder stones and common bile duct stones: a randomized controlled trial. Surg Endosc 2014; **28**, 875-885（ランダム）
6) Topal B, Vromman K, Aerts R, et al. Hospital cost categories of one-stage versus two-stage management of common bile duct stones. Surg Endosc 2010; **24**: 413-416（コホート）
7) Rogers SJ, Cello JP, Horn JK, et al. Prospective randomized trial of LC+LCBDE vs ERCP/S+LC for common bile duct stone disease. Arch Surg 2010; **145**: 28-33（ランダム）

# FRQ 3-(2)-1　　　　　　　　　　　　　　　(2) 総胆管結石

## 胆嚢結石合併総胆管結石治療において，乳頭機能に影響を与えない一期的外科治療は，内視鏡的治療よりも長期予後が優れるか？

### 回答

● 乳頭括約筋機能について評価法を確立し，一期的外科治療が長期の結石再発率や QOL において優れているかを検討する必要がある.

### 解説

　胆嚢結石を合併する総胆管結石に対する治療の基本は，胆管結石の除去と胆嚢摘出である. 胆管結石除去は，内視鏡的結石除去術（内視鏡的治療）が普及しており，本邦では，総胆管結石に対する治療の 80% は内視鏡的に行われている[1]. 胆嚢結石合併総胆管結石に対する一期的外科治療は，胆管結石除去と胆嚢摘出を 1 回の手術で行う（「胆嚢結石・総胆管結石治療法一覧」参照）.

　一期的外科治療の治療成績は，メタアナリシスによると結石完全除去率，有害事象発生率などにおいて内視鏡治的療と差はない[2,3].

　一期的外科治療と内視鏡的治療の決定的な違いは，乳頭括約筋への侵襲の有無である. 一期的外科治療は，結石除去のルートが乳頭括約筋を経由しないため，乳頭括約筋機能が温存される. 乳頭括約筋機能の温存は，術後長期の有害事象，特に結石再発に影響することが報告されている. 内視鏡的結石除去術において，EPBD では長期的には乳頭機能が回復するが，EST では乳頭機能は恒久的に障害されるため[4]，累積結石再発率は EPBD が EST よりも低い. EST 後の総胆管結石再発は 6.7 年の経過観察期間で 17.4%，EPBD 後のそれは 8.0% との報告がある[5]. 乳頭括約筋機能が温存される外科的治療後の結石再発率は内視鏡的治療に比べて低く，報告者により差があるが，10 年で 3.5% と報告されている[6].

　乳頭括約筋機能温存と結石再発率に関しては，総胆管結石の成因と結石種類の関与が指摘されている. 続発性（落下）では胆嚢摘出術を行うことにより結石再発の原因が排除されるため，乳頭機能温存の意義は大きいと考えられている[7]. 特に 60 歳以下の症例では，続発性（落下）結石，コレステロール結石，の再発率が低いという報告から，若年者における総胆管結石の治療では一期的外科治療も一考の価値がある[8]. 一方，原発性胆管結石の成因は胆汁うっ滞と胆汁の感染と考えられており，胆汁の感染の成因や病態の検討が必要である[9]. 原発性胆管結石と乳頭括約筋機能については，その成因，経過，予後などとの関連において，解明されていない点が多い. 乳頭機能に影響を与えない外科的治療が，結石種類や結石の成因ごとにどのような意義を持つのかは検討課題である.

　また，乳頭機能廃絶による消化液や腸内細菌の逆流が胆管癌の発癌にかかわる可能性には，留意しておきたい[10]. EST 後に胆道癌のリスクが上がるというエビデンスはないといわれているが[11]，胆汁うっ滞や胆道感染は胆道癌発生の潜在因子になりうると推察する報告もあり[12]，この観点からも乳頭機能温存の意義について検討が必要である.

さらに，長期の結石再発率などの晩期合併症だけでなく，QOL，休業などによる社会的損失に及ぼす影響の観点からも，一期的外科治療の意義を評価する必要がある.

## 文献

1) 渡邊昌彦，猪股雅史，明樂重夫，ほか. 内視鏡外科手術に関するアンケート調査—第14回集計結果報告. 日本内視鏡外科学会雑誌 2018; **23**: 727-890
2) Clayton ES, Connor S, Alexakis N, et al. Meta-analysis of endoscopy and surgery versus surgery alone foe common bile duct stones with the gallbladder in situ. Br J Surg 2006; **93**: 1185-1191（メタ）
3) Alexakis N, Connor S. Meta-analysis of one- vs. two stage laparoscopic/endoscopic management of common bile duct stones. HPB (Oxford) 2012; **14**: 254-259（メタ）
4) Yasuda I, Tomita E, Enya M, et al. Can endoscopic papillary balloon dilatation really preserve sphincter of Oddi function? Gut 2001; **49**: 686-691（コホート）
5) Yasuda I, Fujita N, Mukai T, et al. Long tera outcomes after endoscopic sphincterotomy versus endoscopic papillary balloon dilatation for bile duct stones. Gastrointest Endosc 2010; **72**: 1185-1191（コホート）
6) 徳村弘実，松村直樹，武者宏昭，ほか. 胆管結石再発について. 胆と膵 2010; **31**: 305-308（コホート）
7) 土井晋平，安田一朗，馬淵正敏，ほか. 内視鏡的治療別に見た胆嚢総胆管結石治療後の長期成績の比較. 胆と膵 2014; **35**: 1365-1369（コホート）
8) 長谷川洋，山本英夫，山本竜義，ほか. 胆嚢，総胆管結石に対する腹腔鏡下一期的手術の治療成績—再発から見た乳頭機能温存の意義. 胆と膵 2014; **35**: 1339-1343（コホート）
9) Reinders JS, Kortram K, Vlaminckx B, et al. Incidence of bacterobilia increases over time after endoscopic sphincterotomy. Dig Surg 2011; **28**: 288-292（コホート）
10) Hakamada K, Sasaki M, Endoh M, et al. Late development of bile duct cancer after sphincteroplasty: a ten- to twenty- two- year follow- up study. Surgery 1997; **121**: 488-492（コホート）
11) 良沢昭銘，糸井隆夫，潟沼朗生，ほか. EST 診療ガイドライン. Gastroenterological Endoscopy 2015; **57**: 2721-2759（ガイドライン）
12) 長谷部　修，越知泰英，伊藤哲也ほか. EST 後に発症した胆道癌の検討. 胆道 2013; **27**: 70-80（ケースシリーズ）

# FRQ 3-(2)-2　　　　　　　　　　(2) 総胆管結石

## 胆嚢結石合併総胆管結石に対して，一期的外科治療を行う場合，腹腔鏡下手術は開腹手術よりも推奨されるか？

### 回答

● 胆嚢結石合併総胆管結石に対する一期的外科治療では，推奨される術式のエビデンスは十分でなく，今後さらなるデータ蓄積が望まれる．

### 解説

　胆嚢結石合併総胆管結石症に対する一期的外科治療としては，従来から施行されてきた「開腹手術（胆嚢摘出術＋総胆管結石除去術）」と腹腔鏡下手術がある．腹腔鏡下手術としては，「腹腔鏡下手術（胆嚢摘出術＋総胆管結石除去術）」と「腹腔鏡下胆嚢摘出術＋術中内視鏡的総胆管結石除去術（いわゆる rendezvous technique）」がある．

　近年，欧米を中心に「腹腔鏡下胆嚢摘出術＋術中内視鏡総胆管結石除去術」の報告が増加している．近年，施行頻度の高い４つの治療法「腹腔鏡下手術（胆嚢摘出術＋総胆管結石治療）」「腹腔鏡下胆嚢摘出術＋内視鏡的総胆管結石治療（腹腔鏡下胆嚢摘出術の術前，術中，術後）」の治療効果と安全性を比較したメタアナリシス（20 の RCT，2,489 例）では，４つの治療方法で合併症率に差を認めなかったが，「腹腔鏡下胆嚢摘出術＋術中内視鏡的総胆管結石除去術」が最も治療効果・安全性が高く，入院期間が短い結果であった．「腹腔鏡下手術（胆嚢摘出術＋総胆管結石除去術）」は，急性膵炎発症率，全出血量，全手術時間，総費用の点で優れていたが，胆汁瘻の危険性が高かった[1]．

　本邦では，まず内視鏡的に総胆管結石除去術を施行し，その後，腹腔鏡下胆嚢摘出術を施行する二期的治療が広く施行されており，一期的外科治療を選択する場合は，内視鏡的総胆管結石除去術がなんらかの理由で施行困難な場合が想定される．

　日本内視鏡外科学会による内視鏡外科手術に関する 2017 年のアンケート調査によると，353施設からの回答で，総胆管結石症に対する治療方針として，全例に腹腔鏡下総胆管結石除去術を行う施設は 20 施設（6％）にとどまり，症例により腹腔鏡下総胆管結石除去術を行う施設が 196施設（56％），全例に開腹下総胆管結石除去術を行う施設が 137 施設（39％）といまだ高率であった[2]．

　総胆管結石症 256 症例に対する一期的開腹手術と一期的腹腔鏡下手術を比較した RCT では，手術時間（90 分 vs. 82 分），結石除去率（96.6％ vs. 94.2％），合併症発症率（12.7％ vs. 6.5％）には統計的有意差を認めなかったが，一期的腹腔鏡下手術で術中出血量（285 mL vs. 20 mL，$p<0.01$），術後在院期間（12.6 日 vs. 4.2 日，$p<0.01$）は有意に少なく，創感染率（5.9％ vs. 0.7％，$p<0.01$）が有意に低率であった[3]．しかし現在までに一期的開腹手術と一期的腹腔鏡下手術を比較した報告はこの単施設からの RCT 一報のみであり，推奨されるエビデンスは現状では十分でなく，今後さらなるデータ蓄積が望まれる．また「腹腔鏡下手術（胆嚢摘出術＋総胆管結石除去術）」施行にあたっては，施設ごとの環境や外科医のスキルを考慮し安全性を担保したうえで施行するべきである．

### ▋文献▋

1) Ricci C, Pagano N, Taffurelli G, et al. Comparison of efficacy and safety of 4 combinations of laparoscopic and intraoperative techniques for management of gallstone disease with biliary duct calculi: a systematic review and network meta-analysis. JAMA Surg 2018; **153**: e181167（メタ）
2) 内視鏡外科手術に関するアンケート調査—第14回集計結果報告. 日本内視鏡外科学会雑誌 2018; **23**: 745-753（コホート）
3) Grubnik VV, Tkachenko AI, IlyashenkoVV, et al. Laproscopic common bile duct exploration versus open surgery: comparative prospective randomized trial. Surg Endosc 2012; **26**: 2165-2171（ランダム）

# CQ 3-(2)-1

## 胆嚢結石非合併総胆管結石や胆摘後総胆管結石に対して，内視鏡的治療は外科的治療よりも推奨されるか？

**推奨**

● 胆嚢結石非合併や胆嚢摘出術後の総胆管結石に対して，内視鏡的治療を行うことを推奨する.

【推奨の強さ：**強**（合意率 100%），エビデンスレベル：**C**】

### 解説

　胆嚢結石非合併や胆嚢摘出後の総胆管結石に対する内視鏡的治療と外科的治療を比較した RCT やメタアナリシスはなく，ほとんど検討されていない．Wang ら[1] は胆嚢摘出術後の総胆管結石に対して，内視鏡的治療と腹腔鏡下治療の後方視的比較試験を報告している．全体で 141 症例が登録され，87 症例に内視鏡的治療が，54 症例に腹腔鏡下治療が施行されており，治療成績は総胆管結石完全結石除去成功率（97.7% vs. 87%，$p = 0.03$）で有意に内視鏡的治療で良好あり，処置時間（52.0±15.8 分 vs. 102.9±40.1 分，$p < 0.001$）も内視鏡的治療で有意に短かったが，処置後偶発症頻度（3.4% vs. 11.1%，$p = 0.15$），入院期間（5.5±2.6 日 vs. 5.9±2.3 日，$p = 0.40$）には有意差を認めなかったとした．これらの結果から，胆嚢摘出後の総胆管結石に対しては，内視鏡的治療が効率的であり第一選択になりうるとしている．

　胆嚢結石非合併総胆管結石では，内視鏡的結石除去後に胆嚢摘出術を追加することを推奨するエビデンスは乏しい（CQ 3-(2)-11 参照）．胆嚢摘出後の総胆管結石に対する外科的治療は，胆嚢摘出術既往からの腹腔内癒着や T-tube 留置の必要性などを考えると，容易ではない可能性がある．また，日本胆道学会学術委員会で行われた胆石症に関する 2013 年度前向き全国調査[2] では，胆嚢結石を合併していな総胆管結石症例 66 例に対する治療方法は，内視鏡的治療が 71.2%（47 症例），手術治療（総胆管切開・T-tube 挿入術）が 7.6%（5 症例），その他の治療が 21.2% であり，本邦においては多くの症例に内視鏡的治療が行われていた．これらのことを考えると，胆嚢結石非合併や胆嚢摘出術後の総胆管結石に対して外科的治療を推奨する根拠に乏しく，本邦における現状も鑑み，内視鏡的に治療を行うことを推奨する.

### 文献

1) Wang X, Dai C, Jiang Z, et al. Endoscopic retrograde cholangiopancreatography versus laparoscopic exploration for common bile duct stones in post-cholecystectomy patients: a retrospective study. Oncotarget 2017; **8**: 82114-82122（ケースコントロール）
2) 日本胆道学会学術委員会. 胆石症に関する 2013 年度全国調査結果報告. 胆道 2014; **28**: 612-617（横断）

第3章 治療

## 無症候性総胆管結石に対して，結石除去術は無治療で経過観察よりも推奨されるか？

### 推 奨

● 無症状の総胆管結石では胆管炎などを発症するリスクがあり，結石除去術を行うことを提案する．

【推奨の強さ：**弱**（合意率 82%），エビデンスレベル：**C**】

### 解説

　総胆管結石の多くは黄疸や腹痛がみられ，急性胆管炎を合併することも多い．たとえ無症状であっても，急性胆管炎の合併や急性膵炎により重症化して致命的になるリスクがあり[1]，治療を行うことが勧められる．その一方で，検診などで発見される無症状総胆管結石の自然史はほとんど解明されていない．これまでの報告では，有症状胆嚢結石として胆嚢摘出術を受ける患者の 10〜20% に総胆管結石が合併すると報告されている[2]．Jendresen らは有症状胆嚢結石のため待機的胆嚢摘出予定の 180 例の患者のうち MRCP にて 26 例（14%）に総胆管結石を認めたと報告している[3]．また，Horwood らは有症状胆嚢結石に対して腹腔鏡下胆嚢摘出を行った連続する 501 例中 166 例で総胆管結石が疑われ，うち 64 例で胆管造影にて結石が陽性であったと報告している[4]．さらに，総胆管結石の疑われなかった 335 例中 3 例（0.9%）で術後に有症状となり遺残総胆管結石がみつかり，結石除去術を要したと述べている．このように胆嚢結石を有する場合，総胆管結石の併存の有無を検討し，総胆管結石の存在が判明した症例では胆管炎がなくとも積極的に治療を行うべきと考えられている．

　その一方で，無症候性総胆管結石に対する結石除去治療における課題についての報告もなされている．Kim らは症状の有無による内視鏡的治療成績の比較において，結石除去の成績は変わらないものの，ERCP 後膵炎の発症は，無症候性総胆管結石群において有意に高いと報告している（12.5 vs. 3.9 %，$p=0.045$）[5]．Saito らも同様に，ERCP による治療を行った 949 例の有症状胆管結石と 164 例の無症候性胆管結石の比較において，ERCP 後膵炎の発症率は無症候群で有意に高いことを報告している（14.6% vs. 3.0%）[6]．しかしながら，これらの報告はいずれも無症候群と有症状群の症例数が大きく異なる後ろ向きの研究であることに注意が必要である．2020 年に Hakuta ら[7] は 191 例の無症候性の胆管結石に対する wait-and-see 群 114 例と intervention 群 77 例を対象とした観察研究を報告している．これによると胆道合併症の累積発生率は 1 年後に 6.1%，3 年後に 11%，5 年後に 17% であり，治療戦略によって差を認めなかった（$p=0.55$）．また，結石の無症状消失が 22 例（19%）に認められた．その一方で，無症候性結石の早期内視鏡的結石除去の手技関連有害事象は，重症膵炎 4 例（5.2%）を含む 25 例（32%）に認められており，手技関連偶発症の発生も考慮すると wait-and-see 群もひとつの選択すべきオプションであると結論づけている．興味深い報告であるが，手技関連の偶発症が 32%，重症膵炎が 5.2% と高率であり，今後のさらなる研究が待たれる．

　このように多くの無症候性総胆管結石は内視鏡的治療を施行すべきと考えられているものの，

高齢，ADL 不良，重篤な基礎疾患などの患者によっては，内視鏡的治療の利益・不利益をよく考慮し慎重に施行の可否を判断する必要がある．

## ■文献■

1) Johnson AG, Hosking SW. Appraisal of the management of bile duct stones. Br J Surg 1987; **74**: 555-560（メタ）

2) Joyce WP, Keane R, Burke GJ, et al. Identification of bile duct stones in patients undergoing laparoscopic cholecystectomy. Br J Surg 1991; **78**: 1174-1176（横断）

3) Jendresen MB, Thorboll JE, Adamsen S, et al. Preoperative routine magnetic resonance cholangio-pancreatography before laparoscopic cholecystectomy: a prospective study. Eur J Surg 2002; **168**: 690-694（コホート）

4) Horwood J, Akbar F, Davis K, et al. Prospective evaluation of a selective approach to cholangiography for suspected common bile duct stones. Ann R Coll Surg Engl 2010; **92**: 206-210（ケースコントロール）

5) Kim SB, Kim KH, Kim TN. Comparison of Outcomes and Complications of Endoscopic Common Bile Duct Stone Removal Between Asymptomatic and Symptomatic Patients. Dig Dis Sci 2016; **61**: 1172-1177（コホート）

6) Saito H, Koga T, Sakaguchi M, et al. Post-endoscopic retrograde cholangiopancreatography pancreatitis in patients with asymptomatic common bile duct stones. J Gastroenterol Hepatol 2019; **34**: 1153-1159（コホート）

7) Hakuta R, Hamada T, Nakai Y, et al. Natural history of asymptomatic bile duct stones and association of endoscopic treatment with clinical outcomes. J Gastroenterol 2020; **55**: 78-85（コホート）［検索期間外文献］

第3章 治療

# 急性胆管炎合併総胆管結石に対して，一期的内視鏡的結石除去はドレナージ後の二期的結石除去よりも推奨されるか？

## 推奨

● 急性胆管炎合併総胆管結石に対して一期的な内視鏡的結石除去は可能であるが，患者の状態によっては，ドレナージ後に二期的結石除去を選択することを提案する．

【推奨の強さ：**弱**（合意率 100%），エビデンスレベル：**C**】

## 解説

　急性胆管炎合併例の内視鏡的治療は，一期的に乳頭処置を行い，結石を除去する方法と，初回に胆道ドレナージのみを行い，胆管炎の改善を待ってから結石除去を行う二期的治療がある．急性胆管炎に対しては短期ステント留置（EBS，ENBD）が推奨される[1]．EST を付加せずに EBS のみで胆管炎に対する治療を行い，結石治療は二期的に施行すれば安全であるが，在院日数は延長する[2]．一方，一期的に EST 後に結石完全除去まで施行すれば ENBD などのドレナージを行う必要はないとされている[3]．ただし，結石遺残が疑われる場合には胆管炎予防に短期ステント留置を考慮すべきである．Eto らは 50 例（軽症 15 例，中等症 35 例）の単群での一期的内視鏡治療の成績を報告している[4]．これによると，一期的治療を行っても安全に結石除去が可能であった．しかしながら，本試験は重症例や全身状態不良の患者は含まれていないことに注意が必要である．また，出血傾向を有する場合や，抗血栓薬内服中の患者には，EST などの乳頭処置により出血の危険もある．さらに，結石径や個数によっては一期的治療自体が困難な場合も存在する．このため，患者の全身状態や結石の数や径などをよく吟味し，TG 18 により重症度判定を行ったうえで，一期的治療が危険と判断される場合には，胆道ドレナージのみを行い，症状の改善を待って二期的に結石の治療を行うことを提案する．また，施設条件や術者の技量により安全な手技の施行が困難と考えられる場合には，専門施設への転送も考慮すべきである[5]．

## 文献

1) Itoi T, Tsuyuguchi T, Takada T, et al. TG13 indications and techniques for biliary drainage in acute cholangitis (with videos). J Hepatobiliary Pancreat Sci 2013; **20**: 71-80 （ガイドライン）
2) Lee JK, Lee SH, Kang BK, et al. Is it necessary to insert a nasobiliary drainage tube routinely after endoscopic clearance of the common bile duct in patients with choledocholithiasis-induced cholangitis? a prospective, randomized trial. Gastrointest Endosc 2010; **71**: 105-110 （ランダム）
3) Ueki T, Otani K, Fujimura N, et al. Comparison between emergency and elective endoscopic sphincterotomy in patients with acute cholangitis due to choledocholithiasis: is emergency endoscopic sphincterotomy safe? J Gastroenterol 2009; **44**: 1080-1088 （ケースコントロール）
4) Eto K, Kawakami H, Haba S, et al. Single-stage endoscopic treatment for mild to moderate acute cholangitis associated with choledocholithiasis: a multicenter, non-randomized, open-label and exploratory clinical trial. J Hepatobiliary Pancreat Sci 2015; **22**: 825-830 （コホート）
5) Kiriyama S, Kozaka K, Takada T, et al. Tokyo Guidelines 2018: diagnostic criteria and severity grading of acute cholangitis (with videos). J Hepatobiliary Pancreat Sci 2018; **25**: 17-30 （ガイドライン）

# CQ 3-(2)-4　　　　　　　　　　　　　　　　　　　(2) 総胆管結石

## 胆石性膵炎に対して，内視鏡的治療は保存的治療よりも推奨されるか？

### 推奨

● 急性胆管炎合併あるいは合併疑いの胆石性膵炎に対しては，早期に内視鏡的治療を行うことを推奨する．

【推奨の強さ：強（合意率 100%），エビデンスレベル：C】

### 解説

　胆石性膵炎に対して早期の ERCP 施行と保存的治療を比較したメタアナリシスを複数認める（表 1）[1~5]．胆管炎合併症例では胆管炎の治療として ERCP を行う必要があるために，メタアナリシスによって胆管炎合併症例を対象に含む論文の扱いが異なる．胆管炎合併症例を除外した検討[2,3]では，いずれの報告においても胆石性膵炎に対して早期に ERCP を施行することは保存的治療と比較して，膵炎の程度にかかわらず死亡率，合併症発生率に有意な差を認めない．2012年の Tse ら[4] の報告では，胆管炎合併症例を含む RCT のみの検討において，早期に ERCP を施行することは死亡（RR 0.20，95%CI 0.06〜0.68），局所（RR 0.45，95%CI 0.20〜0.99），全身合併症（RR 0.37，95%CI 0.18〜0.78）の発生リスクを有意に下げたが，胆管炎合併症例を除外した RCT のみの検討においては早期 ERCP は死亡率（RR 1.91，95%CI 0.85〜4.30），局所（RR 1.15，95%CI 0.69〜1.92）・全身（RR 1.02，95%CI 0.44〜2.36）合併症の発生率を上昇させる傾向を認めた．

　これらの結果から，すべての胆石性膵炎症例に対してルーチンで早期に ERCP（with or without EST）を行うことは推奨されない．急性胆管炎合併あるいは合併疑い症例に対して早期に ERCP を行うことを，急性胆管炎を合併しない症例に対しては急性膵炎に対する治療を優先することを提案する．急性胆管炎・胆嚢炎診療ガイドライン 2018[6] における急性胆管炎診断基準では，全身の炎症所見が胆管炎の診断に必須であるが，胆石性膵炎症例においては胆管炎に由来するかどうか判断が難しいと考えられ，胆汁うっ滞所見（血液検査），画像所見を中心に診断する必要がある．胆管炎を合併した結石性膵炎に対する内視鏡的治療が困難な場合には，胆管炎を治療するために PTBD を検討する．

### 文献

1) Ayub K, Imada R, Slavin J. Endoscopic retrograde cholangiopancreatography in gallstone-associated acute pancreatitis. Cochrane Database Syst Rev 2004; (4): CD003630（メタ）
2) Petrov MS, van Santvoort HC, Besselink MG, et al. Early endoscopic retrograde cholangiopancreatography versus conservative management in acute biliary pancreatitis without cholangitis: a meta-analysis of randomized trials. Ann Surg 2008; 247: 250-257（メタ）
3) Uy MC, Daez ML, Sy PP, et al. Early ERCP in acute gallstone pancreatitis without cholangitis: a meta-analysis. JOP 2009; 10: 299-305（メタ）
4) Tse F, Yuan Y. Early routine endoscopic retrograde cholangiopancreatography strategy versus early conservative management strategy in acute gallstone pancreatitis. Cochrane Database Syst Rev 2012; (5): CD009779（メタ）

表1 胆石性膵炎に対する早期 ERCP と保存的治療を比較したメタアナリシス

| 著者 | Ayub | Petrov | Uy | Tse | | | Burstow |
|---|---|---|---|---|---|---|---|
| 年度 | 2004 | 2008 | 2009 | 2012 | | | 2015 |
| 論文数 | 3 | 3 | 2 | 7（サブ解析に 2 報） | | | 11 |
| 対象 | 胆石性膵炎 | 胆石性膵炎 | 胆石性膵炎 | 胆石性膵炎 | | | 胆石性膵炎 |
| 介入 | ERCP ± EST | ERCP ± EST | ERCP ± EST | ERCP ± EST | | | ERCP ± EST |
| コントロール | 保存的治療 | 保存的治療 | 保存的治療 | 保存的治療 | | | 保存的治療 |
| 胆管炎合併症例を含む報告の扱い | 調整 | 除外 | 除外 | すべて | 含まない報告のみ | 含む報告のみ | すべて |
| **死亡 RR（95% CI）** | | | | | | | |
| 全体 | 0.75 (0.35～1.62) | 1.13 (0.23～5.63) | 1.92 (0.86～4.32) | 0.77 (0.26～2.32) | 1.91 (0.85～4.30) | 0.20 (0.06～0.68)* | 0.47 (0.20～1.09) |
| 軽症膵炎例 | 4.64 (0.22～98.12) | 1.90 (0.25～14.55) | 4.53 (0.22～92.88) | 4.53 (0.22～92.88) | NA | NA | 0.66 (0.02～28.7) |
| 重症膵炎例 | 0.62 (0.27～1.41) | 1.28 (0.20～8.06) | 2.70 (0.80～9.17) | 0.64 (0.20～2.04) | NA | NA | 0.45 (0.19～1.09) |
| **合併症発生 RR（95% CI）** | | | | | | | |
| 全体 | 0.56 (0.38～0.83)* | 0.76 (0.41～1.40) | 0.95 (0.74～1.22) | NA | NA | NA | 0.43 (0.27～0.68)* |
| 軽症膵炎例 | 0.89 (0.53～1.49) | 0.86 (0.62～1.19) | 0.88 (0.62～1.24) | NA | NA | NA | 0.67 (0.43～1.03)* |
| 重症膵炎例 | 0.27 (0.14～0.53)* | 0.82 (0.32～2.10) | 1.12 (0.79～1.60) | NA | NA | NA | 0.45 (0.19～1.09)* |
| **局所合併症発生 RR（95% CI）** | | | | | | | |
| 全体 | NA | NA | NA | 0.85 (0.55～1.90) | 1.15 (0.69～1.92) | 0.45 (0.20～0.99)* | NA |
| **局所合併症発生 RR（95% CI）** | | | | | | | |
| 全体 | NA | NA | NA | 0.66 (0.28～1.54) | 1.0 2(0.44～2.36) | 0.37 (0.18～0.78)* | NA |

RR：risk ratio，95% CI：95% confidential interval，ERCP：endoscopic retrograde cholangiopancreatography，EST：endoscopic sphincterotomy

5) Burstow MJ, Yunus RM, Hossain MB, et al. Meta-Analysis of Early Endoscopic Retrograde Cholangio-pancreatography (ERCP) +/- Endoscopic Sphincterotomy (ES) Versus Conservative Management for Gallstone Pancreatitis (GSP). Surg Laparosc Endosc Percutan Tech 2015; **25**: 185-203（メタ）
6) 急性胆管炎・胆嚢炎診療ガイドライン改訂出版委員会（編）. 急性胆管炎・胆嚢炎診療ガイドライン 2018, 医学図書出版，東京，2018（ガイドライン）

# CQ 3-(2)-5

## 大結石・積み上げ結石症例に対して，EPLBD は EST よりも推奨されるか？

**推奨**

● 大結石・積み上げ結石症例に対して，EPLBD を施行することを推奨する．
【推奨の強さ：強（合意率 91%），エビデンスレベル：A 】

### 解説

EPLBD は Ersoz ら[1] により 2003 年にはじめて報告され，EST 付加後もしくは付加なしで 12 mm 以上の大口径バルーンを用いて十二指腸乳頭部を拡張する手技とされている[2]．大口径のバルーンを使用することで，胆管開口部を大きく拡張できることから，大結石・積み上げ結石などいわゆる治療困難総胆管結石を中心に使用されており，その有用性・安全性に関して検討したメタアナリシスを複数認める（**表 1**）[3〜8]．

最近の Dong ら[7] による 18 編の full paper（RCT 9 編・非 RCT 9 編）を含むメタアナリシスでは，結石径 10 mm 以上の大きな総胆管結石（大結石）もしくは複数の総胆管結石を認める症例において EPLBD with EST と EST 単独を比較しており，完全結石除去，初回完全結石除去率，ともに EPLBD with EST で有意に高く，ML の使用率も EPLBD with EST で有意に減少していた．偶発症に関しては，全体の偶発症発生率は EPLBD with EST で有意に低い結果であり，その内訳の検討では出血に関して EPLBD with EST で有意に低率であったが，膵炎，穿孔，胆管炎に関しては有意な差を認めなかった．EPLBD 診療ガイドラインでは，EPLBD は大口径のバルーンで乳頭部を拡張することから，遠位胆管狭窄症例や胆管非拡張症例では穿孔のリスクが高くなるために禁忌とされている[9]．

EPLBD 前の EST 付加の有無に関してもメタアナリシスが報告されている[8]．結石径 10 mm 以上の大きな総胆管結石もしくは複数の総胆管結石を認める症例において EPLBD without EST と EPLBD with EST を比較しており，初回完全結石除去率，ML 使用率，偶発症発生率（サブ解析で膵炎を含む）のすべての項目で有意差を認めておらず，現時点では EPLBD with EST と without EST の有用性・安全性は同程度と考えられる．

長期成績における EPLBD と EST の比較検討に関していくつかの報告[10,11]を認め，長期偶発症の発生率に有意差がないとされているが，いずれの報告も後方視的で観察期間が十分出ない可能性がありさらなる検討が必要である．

### 文献

1) Ersoz G, Tekesin O, Ozutemiz AO, et al. Biliary sphincterotomy plus dilation with a large balloon for bile duct stones that are difficult to extract. Gastrointest Endosc 2003; **57**: 156-159（ケースシリーズ）
2) Kim TH, Kim JH, Seo DW, et al. International consensus guidelines for endoscopic papillary large-balloon dilation. Gastrointest Endosc 2016; **83**: 37-47（ガイドライン）
3) Feng Y, Zhu H, Chen X, et al. Comparison of endoscopic papillary large balloon dilation and endoscopic sphincterotomy for retrieval of choledocholithiasis: a meta-analysis of randomized controlled trials. J Gastroenterol 2012; **47**: 655-663（メタ）

表1 EPLBD と EST を比較したメタアナリシス

| 著者年度 | デザイン | 対象 | 処置内容 | 結果 |
|---|---|---|---|---|
| Feng ら 2012 年 | メタ7編 (7編 の full paper) | 総胆管結石症例 | EPLBD vs. EST | 完全結石除去 OR（95% CI）：1.28（0.58, 2.82），$p = 0.54$<br>初回完全結石除去 OR（95% CI）：1.31（0.81, 2.11），$p = 0.49$<br>巨大結石結石除去 OR（95% CI）：1.08（0.21, 5.64），$p = 0.49$<br>EPLBD 拡張時間 OR（95% CI）<br>　短時間（＜60秒）：2.77（0.80, 9.61），$p = 0.11$<br>　長時間（≧1分）：0.56（0.18, 1.78），$p = 0.33$<br>ML 使用 OR（95% CI）：0.26（0.06, 1.03），$p = 0.06$<br>ML 使用（巨大結石）OR（95% CI）：0.67（0.34, 1.28），$p = 0.22$<br>処置時間 WMD（95% CI）：－0.75（－1.57, 0.08），$p = 0.08$<br>偶発症 OR（95% CI）：0.41（0.24, 0.68），$p = 0.0007$*<br>　出血 OR（95% CI）：0.15（0.04, 0.50），$p = 0.002$*<br>　膵炎 OR（95% CI）：1.17（0.58, 2.36），$p = 0.66$<br>　穿孔 OR（95% CI）：0.34（0.03, 3.31），$p = 0.35$<br>　胆管炎 OR（95% CI）：0.46（0.15, 1.39），$p = 0.17$ |
| Yang ら 2013 年 | メタ6編 (4編 の full paper を含む 6編の RCT) | 大きな総胆管結石症例（＞10mm） | EPLBD w EST vs. EST | 完全結石除去 OR（95% CI）：1.41（0.63, 3.17），$p = 0.40$<br>初回完全結石除去 OR（95% CI）：1.02（0.65, 1.61），$p = 0.92$<br>巨大結石結石除去（＞15mm）OR（95% CI）：0.99（0.35, 2.81），$p = 0.98$<br>ML 使用 OR（95% CI）：0.26（0.08, 0.82），$p = 0.02$*<br>処置時間 WMD（95% CI）：1.55（－2.34, 5.44），$p = 0.08$<br>偶発症 OR（95% CI）：0.53（0.33, 0.85），$p = 0.008$*<br>　出血 OR（95% CI）：0.50（0.20, 1.23），$p = 0.13$<br>　膵炎 OR（95% CI）：0.77（0.43, 1.39），$p = 0.39$<br>　穿孔 OR（95% CI）：0.14（0.20, 0.98），$p = 0.05$*<br>　胆管炎 OR（95% CI）：0.34（0.11, 1.02），$p = 0.05$ |
| Liu ら 2013 年 | メタ9編 (3編の RCT, 6編の NRCT 5編 の full paper) | 総胆管結石症例 | EPLBD w EST vs. EST | 初回完全結石除去 RR（95% CI）：1.06（1.00, 1.13），$p = 0.06$<br>ML 使用 RR（95% CI）：0.35（0.24, 0.51），$p < 0.00001$*<br>ML 使用（巨大結石，＞15mm）RR（95% CI）：0.79（0.22, 2.93），$p = 0.73$<br>偶発症 RR（95% CI）：0.64（0.44, 0.93），$p = 0.02$* |
| Jin ら 2014 年 | メタ5編 (full paper の RCT 5編) | 大きな総胆管結石症例（＞10mm） | EPLBD vs. EST | 完全結石除去 RR（95% CI）：1.01（0.97, 1.06），$p = 0.54$<br>初回完全結石除去 RR（95% CI）：1.06（0.98, 1.14），$p = 0.17$<br>ML 使用 RR（95% CI）：0.62（0.45, 0.85），$p = 0.003$*<br>ML 使用（≧15mm）：RR（95% CI）：0.61（0.45, 0.83），$p = 0.001$*<br>偶発症 RR（95% CI）：0.75（0.46, 1.22），$p = 0.54$<br>　出血 RR（95% CI）：0.57（0.19, 1.71），$p = 0.32$<br>　膵炎 RR（95% CI）：0.88（0.43, 1.78），$p = 0.72$<br>　穿孔 RR（95% CI）：0.39（0.06, 2.81），$p = 0.35$<br>　胆管炎 RR（95% CI）：1.08（0.27, 4.37），$p = 0.92$ |
| Dong ら 2019 年 | メタ18報 (full paper; RCT 9編, NRCT 9編) | 大きな総胆管結石（≧10mm）もしくは複数の総胆管結石 | EPLBD w EST vs. EST | 完全結石除去 OR（95% CI）：2.68（1.79, 4.01），$p < 0.00001$*<br>初回完全結石除去 OR（95% CI）：2.07（1.37, 3.12），$p = 0.0005$*<br>ML 使用 OR（95% CI）：0.38（0.24, 0.61），$p < 0.0001$*<br>処置時間 WMD（95% CI）：－4.05（－7.02, －1.09），$p = 0.007$*<br>偶発症 OR（95% CI）：0.63（0.47, 0.85），$p = 0.003$*<br>　出血 OR（95% CI）：0.35（0.17, 0.73），$p = 0.005$*<br>　膵炎 OR（95% CI）：0.88（0.61, 1.28），$p = 0.51$<br>　穿孔 OR（95% CI）：0.52（0.19, 1.43），$p = 0.20$<br>　胆管炎 OR（95% CI）：0.66（0.32, 1.36），$p = 0.26$ |
| Liu ら 2019 年 | メタ7報 (full paper, RCT 7編) | 大きな総胆管結石（≧10mm）もしくは複数の総胆管結石 | EPLBD w/o EST vs. EPLBD w EST | 初回完全結石除去 OR（95% CI）：0.69（0.44, 1.09），$p = 0.11$<br>ML 使用 OR（95% CI）：1.18（0.68, 2.05），$p = 0.55$<br>処置時間 WMD（95% CI）：1.52（－0.13, 3.17），$p = 0.07$<br>偶発症 OR（95% CI）：1.15（0.62, 2.15），$p = 0.66$<br>　出血 OR（95% CI）：0.50（0.20, 1.23），$p = 0.13$<br>　膵炎 OR（95% CI）：0.77（0.43, 1.39），$p = 0.39$<br>　胆管炎 OR（95% CI）：1.01（0.23, 4.36），$p = 0.99$ |

RCT：randomized controlled trial, OR：odds ratio, WMD：weighted mean difference, RR：risk ratio, SMD：standard mean difference

4）Liu Y, Su P, Lin Y, et al. Endoscopic sphincterotomy plus balloon dilation versus endoscopic sphincterotomy for choledocholithiasis: A meta-analysis. J Gastroenterol Hepatol 2013; **28**: 937-945（メタ）

5）Yang XM, Hu B. Endoscopic sphincterotomy plus large-balloon dilation vs endoscopic sphincterotomy for choledocholithiasis: a meta-analysis. World J Gastroenterol 2013; **19:** 9453-9460（メタ）

6）Jin PP, Cheng JF, Liu D, et al. Endoscopic papillary large balloon dilation vs endoscopic sphincterotomy for retrieval of common bile duct stones: a meta-analysis. World J Gastroenterol 2014; **20**: 5548-5556（メタ）

7）Dong SQ, Singh TP, Zhao Q, et al. Sphincterotomy plus balloon dilation versus sphincterotomy alone for choledocholithiasis: a meta-analysis. Endoscopy 2019; **51**: 763-771（メタ）

8）Liu P, Lin H, Chen Y, et al. Comparison of endoscopic papillary large balloon dilation with and without a prior endoscopic sphincterotomy for the treatment of patients with large and/or multiple common bile duct stones: a systematic review and meta-analysis. Ther Clin Risk Manag 2019; **15**: 91-101（メタ）

9）糸井隆夫，良沢昭銘，渇沼朗生，ほか．EPLBD 診療ガイドライン．Gastroenterological Endoscopy 2017; **59**: 337-365（ガイドライン）

10）Kim KH, Rhu JH, Kim TN. Recurrence of bile duct stones after endoscopic papillary large balloon dilation combined with limited sphincterotomy: long-term follow-up study. Gut Liver 2012; **6**: 107-112（コホート）

11）Maruta A, Iwashita T, Uemura S, et al. Comparison of late adverse events after endoscopic sphincterotomy versus endoscopic papillary large balloon dilation for common bile duct stones: a propensity score-based cohort analysis. Dig Endosc 2018; **30**: 493-500（ケースコントロール）

第3章 治療

# 巨大な総胆管結石に対しても，内視鏡的治療は推奨されるか？

推奨

● 巨大結石に対しては，専門施設において ESWL 併用の内視鏡的治療や POCS を用いた内視鏡的治療が行われているが，推奨するエビデンスは乏しい．
【推奨の強さ：―（推奨なし）（合意率 91％），エビデンスレベル：**D** 】

## 解説

　大結石に対しては EPLBD が推奨されるが（CQ 3-(2)-5 参照），3 cm を超える巨大結石は内視鏡的治療困難例であり，補助治療として体外衝撃波結石破砕療法（ESWL）が行われている．ESWL に内視鏡を併用すると 80〜90％で結石除去可能であったとの報告がある[1]．最近は，経口胆管鏡（POCS）の進歩により，巨大結石でも積極的に内視鏡的治療が勧められている．治療困難結石に対するメタアナリシス[2]では，結石除去率 94.3％で，1 回の施行で 71.1％が成功し，合併症は 6.1％と良好である．手技的には POCS 下の結石除去は，レーザーや電気水圧衝撃波結石破砕療法（EHL）が行われており，レーザーによる結石除去率は 85〜98％，EHL では 64〜97％と報告されている[3]．一方，外科的治療成績については，ERCP 結石除去不成功例に対する腹腔鏡下総胆管結石手術（LCBDE）および開腹術による結石除去率はそれぞれ 95.2％，95％との報告がある[4]．

　技術革新と器具の進歩ともに POCS の重要性が増してきており，これまで内視鏡的治療の適応とならなかった巨大結石に対しても，専門施設において内視鏡的治療が先行して行われている．

　外科的治療と内視鏡的治療のほかには，PTBD 後に PTCS による結石除去も有用である[5]．

## 文献

1) 三好広尚，乾　和郎，山本智支，ほか．ESWL（体外式衝撃波結石破砕療法）による胆管結石の治療．臨床消化器内科 2016; **32**: 57-61（ケースシリーズ）
2) Jin Z, Wei Y, Tang X, et al. Single-operator peroral cholangioscope in treating difficult biliary stones: A review and meta-analysis. Dig Endosc 2019; **31**: 256-269（メタ）
3) 安田一朗．治療困難胆管結石に対する内視鏡治療の進歩．日本消化器病学会雑誌 2016; **113**: 585-593（ケースシリーズ）
4) Gad EH, Zakaria H, Kamel Y, et al. Surgical (Open and laparoscopic) management of large difficult CBD stones after different sessions of endoscopic failure: A retrospective cohort study. Ann Med Surg (Lond) 2019; **43**: 52-63（コホート）
5) Lee JH, Kim HW, Kang DH, et al. Usefulness of percutaneous transhepatic cholangioscopic lithotomy for removal of difficult common bile duct stones. Clin Endosc 2013; **46**: 65-70（ケースコントロール）

# CQ 3-(2)-7

## 上部消化管再建後症例の総胆管結石に対して，バルーン内視鏡下結石治療は経皮的や外科的結石治療よりも推奨されるか？

**推 奨**

● 上部消化管再建術後の総胆管結石症例に対して，専門施設においてはバルーン内視鏡下の結石除去を行うことを提案する．

【推奨の強さ：**弱**（合意率 100％），エビデンスレベル：**C**】

**解説**

Roux-en-Y 再建法（RY）や Billroth Ⅱ 再建法（B-Ⅱ）などの上部消化管再建後症例の総胆管結石に対する治療は，内視鏡的，経皮的，外科的手術による結石除去がある．内視鏡的治療は，比較的侵襲が少ないものの，再建術式によっては治療困難な場合もある．経皮経肝的胆道鏡による治療は，瘻孔の形成，拡張が必要であること[1]，また治療期間中は外瘻となるなど患者の侵襲が大きい．これまでに内視鏡，経皮的治療，外科的手術を比較した報告はなく明確なエビデンスは存在しない．しかし患者の侵襲を考慮すると，内視鏡的結石除去が理想と考えられる．

内視鏡的治療は，これまでは十二指腸鏡，上部あるいは下部専用の内視鏡を代用して用いられてきた．B-Ⅱ は通常の直視鏡などを用いることにより，内視鏡到達率，結石除去率はそれぞれ 72〜97％，49〜92％ と比較的良好な成績であるものの[2〜6]，R-Y では内視鏡到達すら困難な場合が少なくなく，必ずしも満足な成績ではなかった．その後，ダブルバルーンあるいはシングルバルーン内視鏡（BAE）の導入により十二指腸乳頭への到達が可能となった[7,8]．さらに，BAE での ERCP はスコープ長の関係で，使用可能な処置具が限られていたが，ERCP 関連処置具が使用可能で内視鏡の有効長が短い short type の BAE が開発され[9]，日常臨床に広く用いられるようになってきている．

BAE による RY 再建例の成績は，内視鏡到達率 92.6〜97％，胆管挿管成功率 58〜95.6％，偶発症発生率 7.3〜10.3％ と報告されている[7,10〜12]．しかし，再建術式によっては，依然として，内視鏡到達が困難な症例も存在する．また，上部消化管再建術後症例は，乳頭は通常の見え方と異なること，BAE は鉗子起上装置がないなどの理由により，胆管挿管に難渋する場合も少なくない．さらに EST は正常解剖例とは異なる方向への切開を行う必要があり，難易度が高い．このように，内視鏡挿入時や乳頭処置，結石除去操作による穿孔などの危険も伴うため，上部消化管再建術式の解剖をよく理解したうえで内視鏡の選択を行い，十分な経験を有する専門施設で施行すべきである[13,14]．近年，上部消化管術後再建例に対する EUS 下の胆管結石除去の報告がなされており，BAE で到達困難例に対する治療法として期待されている[15,16]．しかし BAE と EUS ガイド下のアプローチの選択については，今後の検討課題である．

**文献**

1) Jeong EJ, Kang DH, Kim DU, et al. Percutaneous transhepatic choledochoscopic lithotomy as a rescue therapy for removal of bile duct stones in Billroth Ⅱ gastrectomy patients who are difficult to perform ERCP. Eur J Gastroenterol Hepatol 2009; **21**: 1358-1362（ケースシリーズ）

第3章 治療

2）Thon HJ, Loffler A, Buess G, et al. Is ERCP a reasonable diagnostic method for excluding pancreatic and hepatobiliary disease in patients with a Billroth II resection? Endoscopy 1983; **15**: 93-95（コホート）

3）Forbes A, Cotton PB. ERCP and sphincterotomy after Billroth II gastrectomy. Gut 1984; **25**: 971-974（コホート）

4）Osnes M, Rosseland AR, Aabakken L. Endoscopic retrograde cholangiography and endoscopic papillotomy in patients with a previous Billroth-II resection. Gut 1986; **27**: 1193-1198（コホート）

5）Nakahara K, Horaguchi J, Fujita N, et al. Therapeutic endoscopic retrograde cholangiopancreatography using an anterior oblique-viewing endoscope for bile duct stones in patients with prior Billroth II gastrectomy. J Gastroenterol 2009; **3**: 212-217（ケースシリーズ）

6）Choi CW, Choi JS, Kang DH, et al. Endoscopic papillary large balloon dilation in Billroth II gastrectomy patients with bile duct stones. J Gastroenterol Hepatol 2012; **27**: 256-260（ケースシリーズ）

7）Shimatani M, Hatanaka H, Kogure H, et al. Diagnostic and therapeutic endoscopic retrograde cholangiography using a short-type double-balloon endoscope in patients with altered gastrointestinal anatomy: a multicenter prospective study in Japan. Am J Gastroenterol 2016; **111**: 1750-1758（コホート）

8）Yane K, Katanuma A, Maguchi H, et al. Short-type single-balloon enteroscope-assisted ERCP in postsurgical altered anatomy: potential factors affecting procedural failure. Endoscopy 2017; **49**: 69-74（コホート）

9）Itoi T, Ishii K, Sofuni A, et al. Long- and short-type double-balloon enteroscopy-assisted therapeutic ERCP for intact papilla in patients with a Roux-en-Y anastomosis. Surg Endosc 2011; **25**: 713-721（ケースシリーズ）

10）Ishii K, Itoi T, Tonozuka R, et al. Balloon enteroscopy-assisted ERCP in patients with Roux-en-Y gastrectomy and intact papillae (with videos). Gastrointest Endosc 2016; **83**: 377-386（コホート）

11）De Koning M, Moreels TG. Comparison of double-balloon and single-balloon enteroscope for therapeutic endoscopic retro- grade cholangiography after Roux-en-Y small bowel surgery. BMC Gastroenterol 2016; **16**: 98（コホート）

12）Yamauchi H, Kida M, Okuwaki K, et al. Therapeutic peroral direct cholangioscopy using a single balloon enteroscope in patients with Roux-en-Y anastomosis (with videos). Surg Endosc 2017; **32**: 498-506（コホート）

13）Itoi T, Ishii K, Itokawa F, et al. Large balloon papillary dilation for removal of bile duct stones in patients who have undergone a billroth ii gastrectomy. Dig Endosc 2010; **22**: S98-S102（ケースシリーズ）

14）Kim GH, Kang DH, Song GA, et al. Endoscopic removal of bile-duct stones by using a rotatable papillotome and a large-balloon dilator in patients with a Billroth II gastrectomy (with video). Gastrointest Endosc 2008; **67**: 1134-1138（ケースシリーズ）

15）Itoi T, Sofuni A, Tsuchiya T, et al. Endoscopic ultrasonography-guided transhepatic antegrade stone removal in patients with surgically altered anatomy: case series and technical review (with videos). J Hepatobiliary Pancreat Sci 2014; **21**: E86-E93（ケースシリーズ）

16）Iwashita T, Nakai Y, Hara K, et al. Endoscopic ultrasound-guided antegrade treatment of bile duct stone in patients with surgically altered anatomy: a multicenter retrospective cohort study. J Hepatobiliary Pancreat Sci 2016; **23**: 227-233（コホート）

# BQ 3-(2)-5

## 内視鏡的経乳頭アプローチが困難な急性胆管炎合併総胆管結石に対して経皮経肝胆道ドレナージは有用か？

### 回答

● 術後腸管再建例や経乳頭カニュレーション不成功例など内視鏡的経乳頭アプローチが困難症例に対して経皮経肝胆道ドレナージは有用である．また，EUS-BD も新たな選択肢となりつつある．

### 解説

　急性胆管炎合併総胆管結石は，進行するとショックなど重症化する場合があり，ドレナージを行うことが原則であり，ドレナージ方法は内視鏡的ドレナージが基本である．内視鏡的ドレナージ困難例に対しては，「急性胆管炎・胆囊炎診療ガイドライン 2018（TG18）」[1] において，「経皮経肝胆道ドレナージが有用である」と記載されており，術後腸管再建例や経乳頭カニュレーション不成功例など内視鏡的経乳頭アプローチが困難例に対して経皮経肝胆道ドレナージが適応となる．

　また，最近の EUS 下胆道ドレナージ（EUS-BD）の技術および器具の進歩は著しく，EUS-BD が経乳頭アプローチ困難例に対してのドレナージとして注目されている．合併症に関しても，経皮的ドレナージよりも低率との報告も多く良好な成績であり[2]，EUS-BD が経皮経肝胆道ドレナージに先行して，熟練した胆膵超音波内視鏡医がいるハイボリュームセンターでは EUS-BD が選択されている．

### 文献

1) 急性胆管炎・胆囊炎診療ガイドライン改訂出版委員会（編）．急性胆管炎・胆囊炎診療ガイドライン 2018, 医学図書出版，東京，2018（ガイドライン）
2) Sharaiha RZ, Khan MA, Kamal F, et al. Efficacy and safety of EUS-guided biliary drainage in comparison with percutaneous biliary drainage when ERCP fails: a systematic review and meta- analysis. Gastrointest Endosc 2017; **85**: 904-914（メタ）

第3章 治療

## どのような総胆管結石症例に EPBD は有用か？

**回答**

● 出血傾向がある症例では，EPBD はよい適応である．

**解説**

2004 年の Baron ら[1] の報告（RCT 9 編を含む）では，EPBD は EST に対して最終結石除去成功率に有意差を認めない（RR 0.61，95%CI 0.45〜0.81）が，EPBD で有意に初回結石除去成功率が低く（RR 0.68，95%CI 0.36〜1.24），内視鏡的機械的結石破砕具の使用頻度が高率であった（pooled analysis）．偶発症では EPBD で術後膵炎発症頻度が高く，出血の頻度が低い結果であった（単純平均）．2006 年の Weinberg ら[2]（RCT 15 編を含む），2012 年の Liu ら[3]（RCT 10 編を含む），2013 年の Zhao ら[4]（RCT 14 編を含む）の報告も基本的には同様の結果であったが，Weinberg らと Zhao らの報告では最終結石除去成功も EPBD で有意に低い結果であった．したがって，EPBD は得られる開口が限定的なために EST と比較して完全結石除去成功率は劣る可能性があるが，出血リスクが低いために，血液透析症例[5]，非代償性肝硬変症例[6,7] や抗血小板薬・抗凝固薬を内服している症例など，出血傾向がある症例がよい適応であると考えられる．肝細胞癌に対するラジオ波焼灼療法後に肝膿瘍を形成する危険因子として上行性胆道感染をきたしやすい胆道異常が報告されており[8]，肝腫瘍に対して経皮的局所療法を行う予定があるような症例において EPBD はよい適応である可能性がある．また，上部消化管術後や傍乳頭憩室などにより EST が技術的に難しい症例においても適応となる可能性がある．しかしながら，術後膵炎のリスクが上昇することに関しては留意する．

EST と EPBD の長期予後の比較では，結石治療における EPBD と EST の短期治療成績を比較した RCT のコホートを前向きに経過観察した報告において，EPBD は胆道の長期偶発症全般，特に総胆管結石の再発を有意に減らしていた[9]．Weinberg ら[2] のメタアナリシスにおいて長期偶発症全体，胆管炎の発生率に有意差はないものの，胆嚢炎，感染症発生頻度は EPBD で有意に低い結果であった．Zhao ら[4] の報告では，EPBD で長期偶発症全体，胆嚢炎の発生率は有意に低く，胆管炎に関しては有意差がなかったとしたが，1 年以上の経過観察が行われている報告での検討では総胆管結石再発率も EPBD で有意に低い結果であった．EPBD は長期偶発症，特に結石再発，胆嚢炎，感染症リスクを減らす可能性があるが，治療時の症例の年齢，併存疾患，服薬状況，結石径・数などを総合的に判断して乳頭処置方法を選択すべきである．

**文献**

1) Baron TH, Harewood GC. Endoscopic balloon dilation of the biliary sphincter compared to endoscopic biliary sphincterotomy for removal of common bile duct stones during ERCP: a metaanalysis of randomized, controlled trials. Am J Gastroenterol 2004; **99**: 1455-1460（メタ）

2) Weinberg BM, Shindy W, Lo S. Endoscopic balloon sphincter dilation (sphincteroplasty) versus sphincterotomy for common bile duct stones. Cochrane Database Syst Rev 2006; (4): CD004890（メタ）

3) Liu Y, Su P, Lin S, et al. Endoscopic papillary balloon dilatation versus endoscopic sphincterotomy in the treatment for choledocholithiasis: a meta-analysis. J Gastroenterol Hepatol 2012; **27**: 464-471（メタ）

4) Zhao HC, He L, Zhou DC, et al. Meta-analysis comparison of endoscopic papillary balloon dilatation and endoscopic sphincteropapillotomy. World J Gastroenterol 2013; **19**: 3883-3891（メタ）

5) Takahara N, Isayama H, Sasaki T, et al. Endoscopic papillary balloon dilation for bile duct stones in patients on hemodialysis. J Gastroenterol 2012; **47**: 918-923（コホート）

6) Kawabe T, Komatsu Y, Tada M, et al. Endoscopic papillary balloon dilation in cirrhotic patients: removal of common bile duct stones without sphincterotomy. Endoscopy 1996; **28**: 694-698（コホート）

7) Hung TH, Tseng CW, Chen YC, et al. Endoscopic papillary balloon dilation decreases the risk of bleeding in cirrhotic patients compared with endoscopic biliary sphincterotomy: a national population-based study. Medicine (Baltimore) 2019; **98**: e16529（コホート）

8) Choi D, Lim HK, Kim MJ, et al. Liver abscess after percutaneous radiofrequency ablation for hepatocellular carcinomas: frequency and risk factors. AJR Am J Roentgenol 2005; **184**: 1860-1867（コホート）

9) Yasuda I, Fujita N, Maguchi H, et al. Long-term outcomes after endoscopic sphincterotomy versus endoscopic papillary balloon dilation for bile duct stones. Gastrointest Endosc 2010; **72**: 1185-1191（コホート）

第3章 治療

# 抗血栓薬使用中の総胆管結石においても内視鏡的治療は推奨されるか？

### 推奨

● 抗血栓薬使用中の総胆管結石においても，関連ガイドラインに則り内視鏡的治療を行うことを提案する．

【推奨の強さ：**弱**（合意率 82％），エビデンスレベル：**C**】

### 解説

　本邦や改訂された欧米における抗血栓薬服用者に対する消化器内視鏡診療ガイドライン[1~5]では，乳頭処置である EST，EPLBD は出血高危険群に，EPBD は出血低危険群に，内視鏡的経乳頭的胆管ドレナージの ENBD や EBS は出血低危険群に分類されている．本邦の抗血栓薬服用者に対する消化器内視鏡ガイドライン[2,3]に準じて凝固異常や抗血栓薬使用中の胆管炎には，まず ENBD や EBS を行い，凝固異常や胆管炎の改善後に抗血栓薬を休薬して EST による結石治療を行うことが安全とされている[6]．なお，状況に応じて ENBD や EBS で治療を終了することも考慮する．EST，EPLBD は EST や EPLBD 診療ガイドラインに則り，胆管炎を伴っていても抗血栓薬に関する専門医に相談のうえ，血栓塞栓症リスクの高い場合は，抗血小板薬であるアスピリン単剤であれば休薬せずに EST や EPLBD を施行することが許容されるが，アスピリン以外のチエノピリジン誘導体使用者では出血による偶発症が増加するとの報告があり，アスピリンあるいはシロスタゾールへの置換が推奨される（図1~4）[7,8]．また，抗凝固薬であるワル

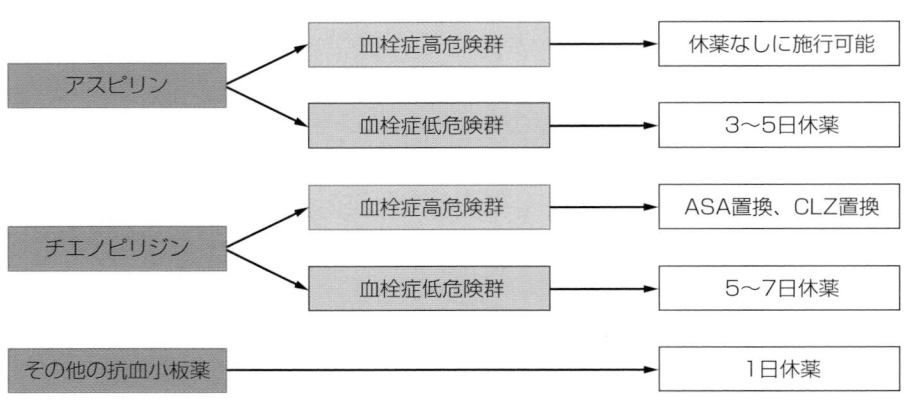

CLZ：シロスタゾール，ASA：アスピリン

**図1　フローチャート（抗血小板薬単剤）**
（良沢昭銘，ほか．Gastroenterological Endoscopy 2015; 57: 2721-2759 [7] より許諾を得て改変・引用）

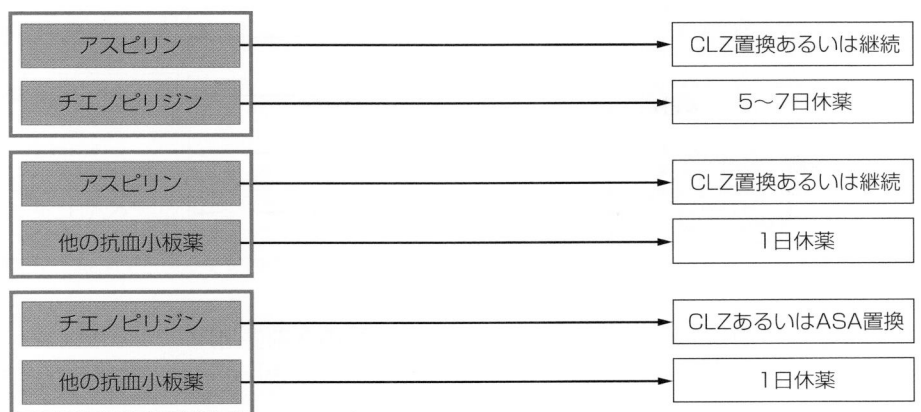

CLZ：シロスタゾール，ASA：アスピリン

図2　フローチャート（抗血小板薬2剤併用）
（良沢昭銘，ほか．Gastroenterological Endoscopy 2015; 57: 2721-2759 [7] より許諾を得て改変・引用）

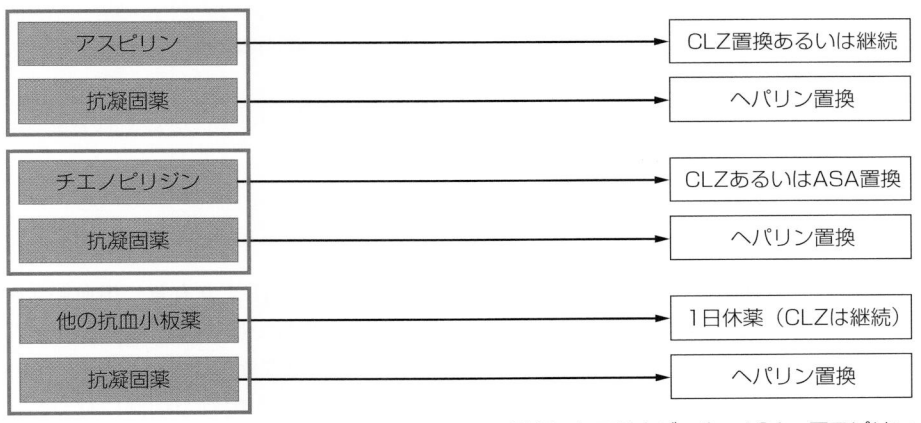

CLZ：シロスタゾール，ASA：アスピリン

図3　フローチャート（抗血小板薬と抗凝固薬の2剤併用）
（良沢昭銘，ほか．Gastroenterological Endoscopy 2015; 57: 2721-2759 [7] より許諾を得て改変・引用）

ファリン単剤で，INR が治療域であればワルファリン継続下，あるいは非弁膜症性心房細動の場合は直接経口抗凝固薬（DOAC）への一時的変更後に EST や EPLBD を行うことも考慮される[3]．DOAC 単剤は前日まで服用を継続し，EST や EPLBD の当日の朝中止し，翌日再開する（**表 1**）．DOAC に関する報告は少なく，今後の検証が必要である．ワルファリンの代替えとしてのヘパリン置換は，アジア太平洋消化器病学会（APAGE）・アジア太平洋消化器内視鏡学会（APSDE）ガイドライン[9] では推奨されているが，本邦の改訂された抗血栓薬服用者に対する消化器内視鏡診療ガイドラインでは血栓塞栓症の発生率は低下せず，出血リスクが増加する可能性があるとされている[3]．米国消化器内視鏡学会（ASGE）や英国消化器病学会（BSG）・欧州消化器内視鏡学会（ESGE）ガイドライン[4,5] では，低分子ヘパリンに置換することを推奨している．

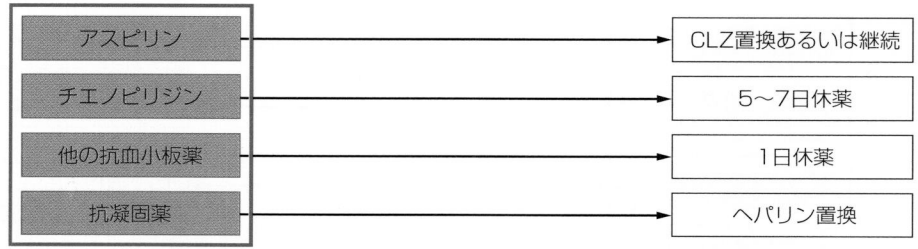

CLZ：シロスタゾール，ASA：アスピリン

図4　フローチャート（抗血小板薬と抗凝固薬の3剤併用）
（良沢昭銘，ほか．Gastroenterological Endoscopy 2015; 57: 2721-2759 [7]）より許諾を得て改変・引用）

表1　抗血小板薬・抗凝固薬の休薬：単独投与の場合

|  | 観察 | 生検 | 出血低危険度 | 出血高危険度 |
|---|---|---|---|---|
| ワルファリン | ◎ | ○治療域 | ○治療域 | ○治療域／ヘパリン置換／一時的DOAC変更 |
| DOAC | ◎ | ○ピーク期避ける | ○ピーク期避ける | 当日休薬／ヘパリン置換 |

投薬の変更は内視鏡に伴う一時的なものにとどめる．
◎：休薬不要，○：休薬不要で可能，／：または，DOAC：直接経口抗凝固薬
（加藤元嗣，ほか．Gastroenterological Endoscopy 2017; 59: 1547-1558 [3]）より許諾を得て改変・引用）

　　ESTの代替法としてEPBDがあり，メタアナリシスでESTより有意に出血偶発症が少ないとの報告[1]がある．日本の1,090施設のデータベースの解析では抗血栓薬を投与されている症例におけるESTとEPBDの重度の出血率はそれぞれ0.8％で有意差はなかったが，EPBDは肝硬変や腎不全など凝固異常を伴う症例や抗血栓薬使用者で休薬が困難な症例に行われていたことから[10]，ESTやEPBDによる内視鏡処置は出血や血栓塞栓症リスクを考慮して判断するべきである．

## ▌文献▌

1) 日本消化器病学会（編）．胆石症診療ガイドライン2016，第2版，南江堂，東京，2016: p.71-72（ガイドライン）
2) 藤本一眞，藤城光弘，加藤元嗣，ほか．抗血栓薬服用者に関する消化器内視鏡診療ガイドライン．Gastroenterological Endoscopy 2012; 54: 2075-2102（ガイドライン）
3) 加藤元嗣，上堂文也，掃本誠治，ほか．抗血栓薬服用者に対する消化器内視鏡診療ガイドライン 直接経口抗凝固薬（DOAC）を含めた抗凝固薬に関する追補2017．Gastroenterological Endoscopy 2017; 59: 1547-1558（ガイドライン）
4) Acosta RD, Abraham NS, Chandrasekhera V, et al. The management of antithrombotic agents for patients undergoing GI endoscopy. Gastrointest Endosc 2016; 83: 3-16（ガイドライン）
5) Veitch AM, Vanbiervliet G, Gershlick AH, et al. Endoscopy in patients on antiplatelet or anticoagulant therapy, including direct oral anticoagulants: British Society of Gastroenterology (BSG) and European Society of Gastrointestinal Endoscopy (ESGE) guidelines. Endoscopy 2016; 48: 385-402（ガイドライン）
6) 急性胆管炎・胆嚢炎診療ガイドライン改訂出版委員会（編）．急性胆管炎・胆嚢炎診療ガイドライン2018，医学図書出版，東京，2018: p.157-158（ガイドライン）

7）　良沢昭銘，糸井隆夫，潟沼朗生，ほか．EST 診療ガイドライン．Gastroenterological Endoscopy 2015; **57**: 2721-2759（ガイドライン）

8）　糸井隆夫，良沢昭銘，潟沼朗生，ほか．EPLBD 診療ガイドライン．Gastroenterological Endoscopy 2017; **59**: 337-365（ガイドライン）

9）　Chan FKL, Goh KL, Reddy N, et al. Management of patients on antithrombotic agents undergoing emergency and elective endoscopy: joint Asian Pacific Association of Gastroenterology (APAGE) and Asian Pacific Society for Digestive Endscopy (APSDE) practice guidelines. Gut 2018; **67**: 405-417（ガイドライン）

10）　Hamada T, Yasunaga H, Nakai Y, et al. Bleeding after endoscopic sphincterotomy or papillary balloon dilation among users of antithrombotic agents. Endoscopy 2015; **47**: 997-1004（コホート）

第3章　治療

## 高齢者や重篤な基礎疾患を有する総胆管結石症例に対して，胆管ステント永久留置は内視鏡的結石除去よりも推奨されるか？

### 推奨

● 高齢者や重篤な基礎疾患を有する総胆管結石症例に対しても，内視鏡的結石除去を優先し，胆管ステント永久留置は長期の生命予後が期待できない症例などに限定することを提案する.

【推奨の強さ：**弱**（合意率 100%），エビデンスレベル：**C**】

### 解説

　乳頭処置後に完全結石除去を行うことが総胆管結石に対する内視鏡的結石治療の基本であるが，高齢者や重篤な基礎疾患を有する症例では長時間の内視鏡的結石治療に耐えられない可能性や偶発症が発生した場合に重症化してしまう危険性がある．胆管結石嵌頓解除，胆管ドレナージを目的に内視鏡的胆管ステント永久留置を高危険症例に行うことは，手技の簡素化・処置時間短縮から早期偶発症発生を予防できる可能性があるが，その長期成績が問題となる．

　内視鏡的胆管ステント永久留置に関する文献的検討では，Slattery ら[1] は治療困難総胆管結石（結石径≧1.5 cm，複数結石）を有しフレイルなために外科的治療不耐な症例に対して内視鏡的乳頭括約筋切開術後に胆管ステント永久留置（7Fr・double pigtail）し長期成績を後方視的に評価している．201 症例を登録し，ステント開存期間中央値は 59.6 ヵ月（range 0.03～120.4）であり，6 ヵ月時点のステント開存率は 93.5%，24 ヵ月時点は 81.9% であった．81 症例（40.3%）で胆管ステント関連イベントが疑われ ERCP 再処置が必要となったが関連死は認めず，胆管ステント永久留置はフレイルな症例の治療選択肢となる可能性を指摘している．高齢者または重篤な基礎疾患を伴う症例に対する内視鏡的結石治療と胆管ステント永久留置の比較検討に関しては後方視的検討 2 編，RCT 1 編を認め（表 1）[2~4]，すべての報告で内視鏡処置に伴う短期偶発症に有意差を認めないものの，長期経過では胆道ステント永久留置群で優位に胆道関連偶発症の発生頻度が高く，発生までの時間も短期間であった．

　これらの結果からは，高齢者や重篤な基礎疾患を有する総胆管結石症例においても，可能であれば内視鏡的結石治療を優先し，胆管ステント永久留置は生命予後が期待できない症例に限定すべきであると考えられる．また，胆管ステント永久留置を行った場合には，胆管ステント関連の偶発症を早期に診断しその重症化を予防するために，発熱，黄疸や腹痛などの急性胆管炎を示唆する症状の出現に留意する．

## 表1　内視鏡的結石治療と胆管ステント永久留置の比較

| 報告者 | 年 | 研究デザイン | 対象 | 症例数 結石治療 | 症例数 ステント | 治療成功 結石治療 | 治療成功 ステント | 短期偶発症 結石治療 | 短期偶発症 ステント | p値 |
|---|---|---|---|---|---|---|---|---|---|---|
| Chopa ら | 1996 | RCT | 高齢者（70歳以上）もしくは重度の併存疾患 | 43 | 43 | 81% | 100% | 72時間以内 | | p=0.18 |
| | | | | | | | | 16.3%(7/43) | 7.0%(3/43) | |
| 鈴木ら | 2017 | 後方視的比較検討 | 高齢者（80歳以上） | 156 | 86 | 91% | 100% | 1週間以内 | | p=0.865 |
| | | | | | | | | 6.4%(10/156) | 7.0%(6/86) | |
| Akazawa ら | 2018 | 後方視的比較検討 | 高齢者（85歳以上） | 65 | 40 | NA | NA | 0% | 2.5%(1/40) | NA |
| | | Propensity score matching | | 30 | 30 | NA | NA | NA | NA | NA |

| 報告者 | 年 | 研究デザイン | 長期偶発症 結石治療 | 長期偶発症 ステント | p値 | 長期偶発症発生までの期間中央値 結石治療 | 長期偶発症発生までの期間中央値 ステント | p値 | 胆道関連イベント死亡率 結石治療 | 胆道関連イベント死亡率 ステント | p値 |
|---|---|---|---|---|---|---|---|---|---|---|---|
| Chopa ら | 1996 | RCT | 20ヵ月時点 | | p=0.03 | NA | NA | NA | 0% | 2%(1/43) | NA |
| | | | 36% | 14% | | | | | | | |
| 鈴木ら | 2017 | 後方視的比較検討 | 観察期間中央値（range） | | p<0.001 | 902日 | 286日 | p<0.001 | NA | NA | NA |
| | | | 318日(1~1,648) | 133日(3~1,250) | | | | | | | |
| | | | 29.5%(46/156) | 53.5%(46/86) | | | | | | | |
| Akazawa ら | 2018 | 後方視的比較検討 | 観察期間中央値（range）623日(34~2,748) | | NA | 457.0日 | 254.5日 | p<0.001 | NA | NA | NA |
| | | | 4.6%(3/65) | 27.5%(11/40) | | | | | | | |
| | | Propensity score matching | NA | NA | NA | NA | NA | NA | 0% | 4.3%(1/30) | NA |

第3章　治療

### 文献

1) Slattery E, Kale V, Anwar W, et al. Role of long-term biliary stenting in choledocholithiasis. Dig Endosc 2013; **25**: 440-443（コホート）
2) Chopra KB, Peters RA, O'Toole PA, et al. Randomised study of endoscopic biliary endoprosthesis versus duct clearance for bileduct stones in high-risk patients. Lancet 1996; **348**: 791-793（ランダム）
3) 鈴木安曇，宇野耕治，安田健治朗．超高齢者の総胆管結石における胆管ステント長期留置術．胆と膵 2017; **38**: 251-257（ケースコントロール）
4) Akazawa Y, Ohtani M, Nosaka T, et al. Long-term prognosis after biliary stenting for common bile duct stones in high-risk elderly patients. J Dig Dis 2018; **19**: 626-634（ケースコントロール）

## 総胆管結石に対する内視鏡的結石除去において，バルーンカテーテルはバスケットカテーテルよりも有用か？

### 推 奨

● 総胆管結石に対する内視鏡的結石除去において，バルーンカテーテルはバスケットカテーテルと同等に有用であり，いずれかを使用することを推奨する.

【推奨の強さ：**強**（合意率 100％），エビデンスレベル：**B**】

### 解説

　総胆管結石に対する内視鏡的治療は，EST や EPBD といった乳頭処置に引き続いて，バルーンあるいはバスケットで結石を除去する方法が一般的である．バルーンとバスケットの使い分けについては術者や施設の好みによるところが大きいが，一般的に日本や欧州ではまずはバスケットを使用することが多く[1,2]，米国では圧倒的にバルーンが使用されている[3]．結石を把持して取り出すという性質上，バスケットのほうが結石を胆管から引っ張り出す力は強いが[4]，切開やバルーン拡張といった乳頭処置が不十分であったり，結石が大きかったりした場合にはバスケットが結石を把持したまま胆管内や乳頭部で嵌頓することがあり，これを嫌って米国では通常バルーンが使用されている[3]．

　バルーンとバスケットを直接比較した RCT はこれまでに 2 編報告されている[5,6]．Ishiwatari ら[5] は，結石径 10 mm 以下，総胆管径 15 mm 以下の総胆管結石症例 172 例を対象とした RCT において結石完全除去率を比較した結果，バルーン群 92.3％，バスケット群 80.0％とバルーン群のほうが有意に高かったと報告している（$p = 0.037$）．これに対して Ozawa ら[6] は，11 mm 以下の総胆管結石 184 例を対象としたランダム化非劣性試験において 10 分以内の結石除去成功率を比較し，バルーン群 83.9％に対してバスケット群 81.3％と同等であり，偶発症発生率も 11.8％，6.6％と同等であったと報告している．不成功の理由としては，バルーン群ではバルーンが結石の脇をすり抜けたり，手技中に結石を見失ったりしており，また，胆管下端がポケット状の形態を呈している症例では小結石が嵌まり込みやすかったとしている．一方，バスケット群では結石が非常に小さい場合，ワイヤー間隙をすり抜けて把持しづらいことが指摘されている．これに対して近年，バスケットの先端部分を 8 線にしたり[7]，バスケット全体を 8 線にしてさらに螺旋状にすることにより網目を小さくしたり[8,9]，胆管下端でバスケットの近位部が縮んでもバスケットが縮径せず，胆管下端のポケットにある小結石も取りやすい構造のバスケット[10] などが開発されている．

　2 編の RCT の結果から異なった結論が導かれているため，今後さらなる追加の検討が必要ではあるが，最近発表された欧州消化器内視鏡学会（ESGE）のガイドライン[11] ではバルーンとバスケットの有効性および安全性は同等と評価されている.

### 文献

1) Seitz U, Bapaye A, Bohnacker S, et al. Advances in therapeutic endoscopic treatment of common bile duct

stones. World J Surg 1998; **22**: 1133-1144

2) Itoi T, Wang HP. Endoscopic management of bile duct stones. Dig Endosc 2010; **22** (Suppl 1): S69-S75

3) ASGE Standards of Practice Committee. The role of endoscopy in the management of choledocholithiasis. Gastrointest Endosc 2011; **74**: 731-744（ガイドライン）

4) Binmoeller KF, Schafer TW. Endoscopic management of bile duct stones. J Clin Gastroenterol 2001; **32**: 106-118

5) Ishiwatari H, Kawakami H, Hisai H, et al. Balloon catheter versus basket catheter for endoscopic bile duct stone extraction: a multicenter randomized trial. Endoscopy 2016; **48**: 350-357（ランダム）

6) Ozawa N, Yasuda I, Doi S, et al. Prospective randomized study of endoscopic biliary stone extraction using either a basket or a balloon catheter: the BasketBall study. J Gastroenterol 2017; **52**: 623-630（ランダム）

7) 内藤 格，岡山安孝，山下宏章，ほか．1cm 以下の総胆管結石の内視鏡的切石術における Flower Basket の有用性．胆道 2005; **19**: 133-138（非ランダム）

8) 喜多島康弘，岡山安孝，坂 哲臣，ほか．内視鏡的乳頭切開術後の総胆管結石の内視鏡的治療におけるメモリー8線バスケットの有用性．Gastroenterological Endoscopy 2004; **46**: 2594-2599（ケースシリーズ）

9) Kitajima Y, Okayama Y, Ban T, et al. Usefulness of the memory 8-wire basket forceps for endoscopic extraction of common bile duct stones after endoscopic sphincterotomy. Dig Endosc 2004; **16**: 21-25（ケースシリーズ）

10) Yasuda I. Novel retrieval basket for small bile duct stones. Dig Endosc 2015; **27**: 712（ケースシリーズ）

11) Manes G, Paspatis G, Aabakken L, et al. Endoscopic management of common bile duct stones: European Society of Gastrointestinal Endoscopy (ESGE) guideline. Endoscopy 2019; **51**: 472-491（ガイドライン）

第3章 治療

## 総胆管結石に対する内視鏡的結石除去後の胆嚢摘出術は経過観察よりも推奨されるか？

### 推 奨

- 胆嚢結石合併総胆管結石においては，内視鏡的結石除去後に胆嚢摘出術を行うことを推奨する．

  【推奨の強さ：**強**（合意率 91%），エビデンスレベル：**B**】

- 胆嚢結石非合併総胆管結石においては，内視鏡的結石除去後の胆嚢摘出術追加は推奨するエビデンスに乏しい．

  【推奨の強さ：**—**（推奨なし）（合意率 100%），エビデンスレベル：**C**】

### 解説

　胆嚢結石合併総胆管結石症に対する内視鏡的結石除去後患者において，胆嚢摘出術施行群と経過観察群を比較検討した 5 つの RCT [1~5] のメタアナリシスでは，全 662 症例中，経過観察群（334 例）で，有意に死亡例が多く（RR 1.78，95% CI 1.15〜2.75，$p=0.010$），胆道に起因する疼痛発症率が高く（RR 14.56，95% CI 4.95〜42.78，$p<0.0001$），黄疸・胆管炎再発率が高く（RR 2.53，95% CI 1.098〜5.87，$p=0.03$），ERCP などの胆道造影再施行率が高い結果であった（RR 2.36，95% CI 1.29〜4.32，$p=0.005$）．また，経過観察群では，35% の症例で経過中に胆嚢摘出術を施行された [6]．

　中等度胆石性膵炎症例を対象とした RCT では，ランダム化後 3 日以内に胆嚢摘出術を施行した同入院治療群と，25〜30 日後に胆嚢摘出術を施行した別入院治療群の 2 群で比較し，主要評価項目の胆嚢結石関連合併症発症率は，同入院治療群 5% に対し別入院治療群は 17% と有意に高率であった（RR 0.28，95% CI 0.12〜0.66，$p=0.002$）．初回内視鏡的治療を施行例でのサブグループ解析でも同様に，胆嚢結石関連合併症発症率は，同入院治療群の 3% に対し別入院治療群は 17% と高率であり，中等度胆石性膵炎症例では早期に胆嚢摘出術を施行すべきとされた [7]．

　また，韓国国民健康保険データベースを用いた多数例の後方視研究では，胆嚢結石合併総胆管結石症に対して内視鏡的結石除去を施行した 16,910 人中，総胆管結石の再発率は，胆嚢摘出を施行した 11,617 例では 920 例（8%）であったのに対し，同時期に胆嚢摘出を施行しなかった 5,293 人では 773 人（15%）と有意に高率であった（RR 1.961，95% CI 1.783〜2.158，$p<0.0001$）[8]．

　以上の結果より，胆嚢結石合併総胆管結石における内視鏡的結石除去後の胆嚢摘出術は経過観察より治療の有効性の点でコンセンサスが得られている．

　一方，胆嚢結石非合併総胆管結石に対する内視鏡的結石除去施行症例を多数含む，総胆管結石症治療例の長期的後方視的検討では，経過観察期間中央値 5 年以上での総胆管結石再発率は，経過観察群と胆嚢摘出群で差を認めてなかった（15% vs.19%，$p=0.295$）．経過観察群のサブグループ解析で，胆嚢結石なし群とあり群の比較では，総胆管結石再発率には差を認めないものの（20 vs.16%，$p=0.798$），急性胆嚢炎発症率は，胆嚢結石なし群で有意に低頻度であった（3 vs.14%，$p=0.003$）．胆嚢結石非合併症例では，総胆管結石に対する内視鏡的結石除去後に予防

的胆囊摘出術は必要でない可能性が示唆されており，今後さらなる検証が必要である[9].

## █ 文献 █

1) Hammarström LE, Holmin T, Stridbeck H, et al. Long-term follow-up of a prospective randomized study of endoscopic versus surgical treatment of bile duct calculi in patients with gallbladder in situ. Br J Surg 1995; **82**: 1516-1521（ランダム）

2) Targarona EM, Ayuso RM, Bordas JM, et al. Randomised trial of endoscopic sphincterotomy with gallbladder left in situ versus open surgery for common bileduct calculi in high-risk patients. Lancet 1996; **347**: 926-929（ランダム）

3) Suc B, Escat J, Cherqui D, et al. Surgery vs endoscopy as primary treatment in symptomatic patients with suspected common bile duct stones: a multicenter randomized trial. French Associations for Surgical Research. Arch Surg 1998; **133**: 702-708（ランダム）

4) Boerma D, Rauws EA, Keulemans YC, et al. Wait-and-see policy or laparoscopic cholecystectomy after endoscopic sphincterotomy for bile-duct stones: a randomised trial. Lancet 2002; **360**: 761-765（ランダム）

5) Lau JY, Leow CK, Fung TM, et al. Cholecystectomy or gallbladder in situ after endoscopic sphincterotomy and bile duct stone removal in Chinese patients. Gastroenterology 2006; **130**: 96-103（ランダム）

6) McAlister VC, Davenport E, Renouf E. Cholecystectomy deferral in patients with endoscopic sphincterotomy. Cochrane Database Syst Rev 2007; (4): CD006233（メタ）

7) da Costa DW, Bouwense SA, Schepers NJ, et al. Dutch Pancreatitis Study Group. Same-admission versus interval cholecystectomy for mild gallstone pancreatitis (PONCHO): a multicentre randomised controlled trial. Lancet 2015; **386**: 1261-1268（ランダム）

8) Park BK, Seo JH, Jeon HH, et al. A nationwide population-based study of common bile duct stone recurrence after endoscopic stone removal in Korea. J Gastroenterol 2018; **53**: 670-678（コホート）

9) Cui ML, Cho JH, Kim TN. Long-term follow-up study of gallbladder in situ after endoscopic common duct stone removal in Korean patients. Surg Endosc 2013; **27**: 1711-1716（コホート）

第3章 治療

# 総胆管結石治療後の利胆薬内服は無治療よりも有用か？

## 回答

● 総胆管結石除去後の UDCA 内服の再発予防効果を示す大規模な報告はない.

## 解説

　総胆管結石治療後における UDCA（ウルソデオキシコール酸）内服についての治療成績の報告は少ない[1]. Yamamoto らは少数例での検討ではあるが, UDCA 内服群 17 例と非内服群 21 例の RCT で総胆管結石除去後の再発率が UCDA 内服群 6.6% であるのに対し, 非内服群 18.6% であったと報告している[2]. しかし, log rank 検定では有意差は認めなかった. 一方で性別, EPBD/EST, UDCA 内服の有無, 胆嚢摘出の有無で多変量解析を行うと UDCA 内服のみがハザード比 5.032（95％CI 1.011〜39.75, $p=0.048$）で有意差を認め, UDCA 内服が総胆管結石再発に対し有効であるとしている.

　一方で UDCA 内服により頻回に総胆管結石を繰り返した症例報告も散見されている[3,4]. 胆管内胆汁の PH が酸性に傾くと UDCA が析出しやすく, 結石形成しやすくなる可能性が指摘されている.

　いずれにせよ現時点では明確なエビデンスを示す大規模ランダム化試験の報告はなく, その選択は個々の症例において判断される.

## 文献

1) 鈴木　裕, 森　俊幸, 横山政明, ほか. UDCA による総胆管結石・肝内結石再発予防と発癌抑制効果. 肝胆膵 2018; **77**: 77-79
2) Yamamoto R, Tazuma S, Kanno K, et al. Ursodeocycholic acid after bile duct stone removal and risk factors for recurrence: a randomized trial. J Hepatobiliary Pancreat Sci 2016; **23**: 132-136（ランダム）
3) Akiyama S, Imamura T, Tamura T, et al. Recurrent common bile duct stones composed of ursodeoxycholic acid: a report of four cases. Intern Med 2014; **53**: 2489-2492（ケースシリーズ）
4) 中河原浩史, 山雄健次, 野村舟三, ほか. ウルソデオキシコール酸投与後に頻回に再発した遺伝性球状赤血球症に合併した総胆管結石の 1 例. 胆道 2017; **31**: 279-283（ケースシリーズ）

# BQ 3-(3)-1

## 肝内結石症の治療にはどのようなものがあるか？

**回答**

- 手術的治療として肝切除術，胆管消化管吻合術，総胆管切開結石除去術などがある．
- 非手術的治療として ESWL や，PTCS，ERC，バルーン内視鏡下 ERC，POCS 下結石除去などがある．

**解説**

　肝内結石症の治療には手術的治療と非手術的治療がある．厚生労働省研究班の全国調査では，1998 年調査では 64％に単独で手術的治療が行われていたが，手術的治療は年々減少し，2017 年調査では外科的治療単独はわずか 17％であり，78％に単独で非手術的治療が行われていた（図1）[1, 2]．

　治療別の変遷を表 1 に示す．手術的治療では肝切除術を中心に，胆管消化管吻合術，総胆管切開結石除去術などがある．以前には，乳頭形成術も行われていた．また，胆管消化管吻合後の吻合部狭窄に対しては吻合部切除＋再吻合術が行われる場合がある．手術的治療の中心は肝切除術である．一時は約半数に行われ，年々減少傾向にはあるものの，手術的治療では最も多く行われている．

　非手術的治療では ESWL や，PTCS，ERC，バルーン内視鏡下 ERC，POCS 下結石除去などがある．非手術的治療の中心は PTCS 下結石除去（PTCSL）であったが，2011 年の調査では，ERC 関連手技の普及に伴い，ERC の割合が著明に増加している．さらに 2017 年調査では胆道再建後の二次性肝内結石症の増加とバルーン内視鏡の普及に伴い，バルーン内視鏡下 ERC（28％）の割合が ERC（22％）を上回っている．巨大結石に対しても，ESWL や EHL を併用する

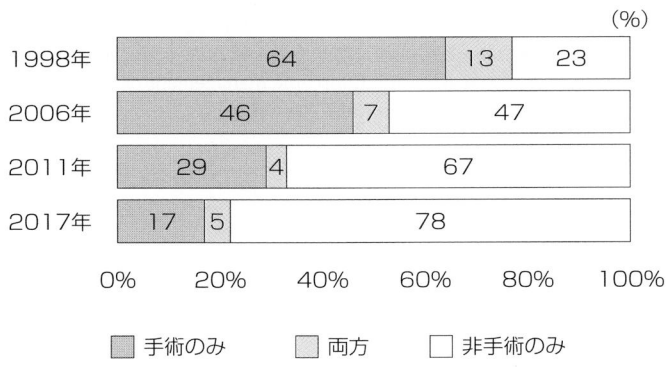

図 1　肝内結石症の治療
（田妻　進ほか．肝内結石症　第 8 期全国横断調査．厚生労働科学研究費補助金 難治性疾患政策研究事業 難治性の肝・胆道疾患に関する調査研究班 分担研究報告書，2021: p.75-80 [2] より引用）

第3章　治療

表1 治療法の変遷

| 年度 | 1985～1988 | 1989～1992 | 1993～1995 | 1998 | 2006 | 2011 | 2017 |
|---|---|---|---|---|---|---|---|
| **手術的** | | | | | | | |
| 肝切除術 | 44% | 50% | 51% | 30% | 36% | 14% | 13% |
| 胆管消化管吻合術 | 27% | 22% | 26% | 16% | 8% | 4% | 3% |
| 総胆管切開結石除去 | 50% | 44% | 35% | 19% | 8% | 1% | 2% |
| 乳頭形成術 | 5% | 3% | | 1% | | | |
| **非手術的** | | | | | | | |
| PTCSL | 9% | 15% | 23% | 15% | 21% | 12% | 7% |
| ESWL | 2% | 3% | 4% | 0.2% | 6% | 1% | 5% |
| 経口胆道鏡 | － | 2% | 2% | 1% | 5% | 1% | 3% |
| ERC | － | － | － | 0.2% | 6% | 23% | 22% |
| バルーン ERC | － | － | － | － | － | 2% | 28% |
| 術後胆道鏡 | － | － | 10% | 7% | 2% | 0.3% | 0 |
| UDCA 内服 | － | － | － | － | 8% | 42% | 38% |

ことにより完全結石除去が可能となる．また，最近は EUS ガイド下治療も行われてきている[3]．
　一方，薬物療法として，胆汁中のコレステロール飽和指数を低下させて結石生成を抑制するスタチン製剤や胆汁酸量を低下させるフィブラート系薬剤，胆管炎・胆汁うっ滞を改善させる UDCA などの胆汁酸製剤，胆汁酸非依存性に胆汁分泌を増加させて肝内結石生成を抑制する茵蔯蒿湯，糖蛋白を分解して色素石を溶解するシステイン系薬剤などがあるが，いまだ確立した薬物療法は報告されていない．本邦では UDCA が最も多く処方されているが，その用法や用量は確立されておらず，効果も明らかではない．

## 文献

1) Suzuki Y, Mori T, Yokoyama M, et al. Hepatolithiasis: analysis of Japanese nationwide surveys over a period of 40 years. J Hepatobiliary Pancreat Sci 2014; **21**: 617-622（横断）
2) 田妻　進，森　俊幸，鈴木　裕．肝内結石症　第 8 期全国横断調査．厚生労働科学研究費補助金 難治性疾患政策研究事業 難治性の肝・胆道疾患に関する調査研究班 分担研究報告書，2021: p.75-80（横断）
3) Nakai Y, Kogure H, Yamada A, et al. Endoscopic management of bile duct stones in patients with surgically altered anatomy. Dig Endosc 2018; **30**: 67-74（メタ）

# BQ 3-(3)-2　　　　　　　　　　　　　　(3) 肝内結石

## 肝内結石症における肝切除術の適応は？

### 回答

- 肝内胆管癌合併例と肝萎縮例は肝切除術の適応である．
- 非手術的治療困難例では肝切除術を検討する．

### 解説

　肝切除術は肝内結石症に対する外科的治療として，最も多く行われている[1]．肝切除術は PTCSL や経口的内視鏡治療（ERC，バルーン内視鏡下 ERC，POCS）よりも結石遺残率，結石再発率ともに低率である[2]．肝内結石症の病態は多彩であり，個々に応じた治療が望ましい．

　肝内結石症における肝内胆管癌の合併は 5.3〜12.9% と高率であり[2]，最も重要な予後規定因子である．また，肝萎縮は肝内胆管癌合併の有意な危険因子である．本邦の全国調査では肝萎縮例の肝内胆管癌の発生率は 14.8% であり，非肝萎縮例では 5.5% であった[3]．また，肝萎縮例を合併した肝内胆管癌症例では，その 88% が萎縮肝に発癌していた[3]．そのため，肝内胆管癌合併例と肝萎縮例は肝切除術を選択すべきである．

　両葉型の場合は肝切除術を行うか迷うことが少なくない．両葉型と片葉型における肝切除術の成績を比較すると，完全結石除去率は両葉型のほうが不良という報告（両葉型 71.1〜75.6%，片葉型 93.5〜94.9%）[4,5] と同等という報告（両葉型 85.2%，片葉型 81.7%）[6] と様々である．また，結石再発率も同様で両葉型が高率という報告（両葉型 13.9〜22.6%，片葉型 4.8〜6.1%）[5,6] もあれば，片葉型に多い（両葉型 34.1%，片葉型 11.8%）という報告もある[4]．以上より両葉型に対しては残肝機能を考慮したうえで肝切除術の適応を判断すべきであり，ほかの治療モダリティとの併用も考慮すべきである．

　肝内結石症では結石存在部位の近傍に胆管狭窄や拡張が存在することが多い．胆管狭窄や拡張の残存は結石再発や肝内胆管癌発生のリスクになる[4,7]．近年は低侵襲な非手術的治療が第一選択として施行され，肝切除術を含む手術的治療は非手術的治療の困難例に対して行われることが多い．

### 文献

1) Suzuki Y, Mori T, Yokoyama M, et al. Hepatolithiasis: analysis of Japanese nationwide surveys over a period of 40 years. J Hepatobiliary Pancreat Sci 2014; **21**: 617-622（横断）
2) Tazuma S, Unno M, Igarashi Y, et al. Evidence-based clinical practice guidelines for cholelithiasis 2016. J Gastroenterol 2017; **52**: 276-300（ガイドライン）
3) Suzuki Y, Mori T, Abe N, et al. Predictive factors for cholangiocarcinoma associated with hepatolithiasis determined on the basis of Japanese Multicenter study. Hepatol Res 2012; **42**: 166-170（横断）
4) Li SQ, Liang LJ, Peng BG, et al. Outcomes of liver resection for intrahepatic stones. A comparative study of unilateral versus bilateral disease. Ann Surg 2012; **255**: 946-953（横断）
5) Lin CC, Lin PY, Ko CJ, et al. Hepatic resection for bilateral hepatolithiasis: a 20-year experience. ANZ J Surg 2013; **83**: 978-984（横断）
6) Yang T, Lau YL, Lai CH, et al. Hepatectomy for bilateral primary hepatolithiasis. A cohort study. Ann Surg 2010; **251**: 84-90（コホート）
7) Chen CH, Huang MH, Yang JC, et al. The treatment of isolated left-side hepatolithiasis. Hepatogastroenterology 2008; **55**: 600-604（横断）

第3章　治療

# 無症状の肝内結石症に対して経過観察は推奨されるか？

**推 奨**

● 無症状の肝内結石症では，肝内胆管癌合併，肝萎縮がなければ経過観察を行う
ことを提案する.
【推奨の強さ：**弱**（合意率 100%），エビデンスレベル：**C**】

● 胆道狭窄や拡張がなければ経過観察を行うことを提案する.
【推奨の強さ：**弱**（合意率 82%），エビデンスレベル：**D**】

**解説**

　肝内結石症において無症状未治療例の長期成績に関する報告は多くない．長期成績の報告で
は 11.5〜12.9% が有症状化している[1,2]．有症状化までの期間は平均 40.8 ヵ月（9〜89 ヵ月）であ
り，その原因は肝外胆管への結石落下（42.9%），胆管炎（28.6%），肝膿瘍（21.4%）が多く，少
数例であるが胆管癌（7.1%）も報告されている[1]．また，無症状例は有症状例に比べ肝萎縮の発
現も有意に少なく，胆管癌による死亡も認めなかった[1]．特に，肝内胆管三次分枝より末梢に結
石が存在する末梢肝管型は肝内胆管一次〜二次分枝胆管内に結石が存在する中枢肝管型に比べ
胆管炎や肝膿瘍，胆管癌などの発生が有意に少なかった[2]．また，肝切除後の肝内胆管狭窄の有
無別に比較検討した報告では，狭窄が残存すると有意に胆管炎の発生が高く追加治療が必要で
あった[3]．以上より，無症状かつ肝内胆管癌の合併や肝萎縮，肝内胆管の狭窄・拡張がなければ
早急な治療は要さず，経過観察も可能であると思われる．長期間経過後の有症状化や発癌する
症例も認めるため，画像診断や腫瘍マーカー測定による長期フォローが必要であるが，画像モ
ダリティや検査間隔などは今後の課題である．

**文献**

1) Kusano T, Isa T, Ohtsubo M, et al. Natural progression of untreated hepatolithiasis that shows no clinical
signs at its initial presentation. J Clin Gastroenterol 2001; **33**: 114-117（ケースシリーズ）
2) 土屋　慎，露口利夫，酒井裕司，ほか．当院における末梢型肝内結石の診療―無症状例の取り扱い．胆と
膵 2007; **28**: 506-508（ケースシリーズ）
3) Kim KH, Sung CK, Park BG, et al. Clinical significance of intrahepatic biliary stricture in efficacy of
hepatic resection for intrahepatic stones. J Hepatobiliary Pancreat Surg 1998; **5**: 303-308（横断）

# BQ 3-(3)-3

## 肝内結石症に ESWL は有用か？

**回 答**

> ● ESWL 単独での完全結石除去率は高くないが，内視鏡的治療の補助療法として有用である．

### 解説

　本邦では，肝内結石症に対する ESWL 治療の割合は 0.2～6.2％と低い[1]．ESWL は内視鏡的治療よりも侵襲度が低く結石破砕が可能であることが利点であるが，ESWL 単独で結石完全除去率は 33.3～34％と低率である[2,3]．しかし，内視鏡的治療を含むほかの治療法と組み合わせることにより完全結石除去率は 60～100％と向上する[4~8]．ESWL の結石破砕効果は結石の種類により異なり，コレステロール結石の 92％に対し，ビリルビンカルシウム結石では 36％と低い[4]．肝内結石の多くは，ビリルビンカルシウム結石であるが，ある程度までの細片化は可能である[9]．

　胆管屈曲部や胆管狭窄，結石嵌頓は完全結石除去を困難とする因子であるが[10]，非手術的治療のひとつとして ESWL による結石破砕と経口的内視鏡治療もしくは経皮経肝胆道鏡（PTCS）下治療の併用療法は有用である．

### 文献

1) Suzuki Y, Mori T, Yokoyama M, et al. Hepatolithiasis: analysis of Japanese nationwide surveys over a period of 40 years. J Hepatobiliary Pancreat Sci 2014; **21**: 617-622（横断）
2) Adamek HE, Schneider AR, Adamek MU, et al. Treatment of difficult intrahepatic stones by using extra-corporeal and intracorporeal lithotripsy techniques: 10 years' experience in 55 patients. Scand J Gastroenterol 1999; **34**: 1157-1161（ケースシリーズ）
3) Hochberger J, Tex S, Maiss J, et al. Management of difficult common bile duct stones. Gastrointest Endosc Clin N Am 2003; **13**: 623-634（ケースシリーズ）
4) Tazuma S, Unno M, Igarashi Y, et al. Evidence-based clinical practice guidelines for cholelithiasis 2016. J Gastroenterol 2017; **52**: 276-300（ガイドライン）
5) Amplatz S, Piazzi L, Felder M, et al. Extracorporeal shock wave lithotripsy for clearance of refractory bile duct stones. Dig Liver Dis 2007; **39**: 267-272（ケースシリーズ）
6) Ellis RD, Jenkins AP, Thompson RP, et al. Clearance of refractory bile duct stones with extracorporeal shockwave lithotripsy. Gut 2000; **47**: 728-731（ケースシリーズ）
7) Muratori R, Brambati M, Rossi A, et al. Extracorporeal lithotripsy of intrahepatic stones with associated strictures of intrahepatic biliary ducts. Ital J Gastroenterol Hepatol 1998; **30**: 624-630（ケースシリーズ）
8) Kim MH, Lee SK, Min YI, et al. Extracorporeal shockwave lithotripsy of primary intrahepatic stones. Korean J Intern Med 1992; **7**: 25-30（ケースシリーズ）
9) 本定三季，糸井隆夫，祖父尼淳，ほか．肝内結石症の非手術的治療．胆と膵 2013; **34**: 1175-1182（ケースシリーズ）
10) Han JK, Choi BI, Park JH, et al. Percutaneous removal of retained intrahepatic stones with a pre-shaped angulated catheter: review of 96 patients. Br J Radiol 1992; **65**: 9-13（ケースシリーズ）

第3章　治療

## 経口的内視鏡治療は経皮経肝胆道鏡（PTCS）下治療に比べて有用か？

### 回答

● 経口的内視鏡治療（ERC，バルーン内視鏡下 ERC，POCS）は PTCS 下治療と成績は同等である．

### 解説

　本邦では長い間，非手術的治療として経皮経肝胆道鏡（PTCS）下治療が最も多く行われてきたが，ERC 関連手技の普及に伴い，最新の全国調査では経口的内視鏡治療が最多となっている[1]．

　その完全結石除去率は ERC で 66.7％，POCS で 57.1〜57.8％，PTCS で 52.6〜63.9％とほぼ同等である[2,3]．厚生労働省研究班で 2017 年に行われた全国多施設調査では経口的内視鏡治療（ERC，バルーン内視鏡下 ERC，POCS）は PTCS 下治療に比べて結石遺残率は高いが，完全結石除去が達成できれば，結石再発率は PTCS 下治療より良好であった（表 1）[4]．しかしながら，その長期成績は明らかになっていない．

　肝内結石は遠位胆管に狭窄の合併や，結石嵌頓している場合があるために経口的内視鏡治療での結石除去が困難な場合も多い[5]．一方，PTCS では胆道鏡の径まで PTBD ルートを拡張するための期間が必要である．PTCS の合併症は胆道出血や胆管損傷，胆管炎，肝膿瘍，瘻孔損傷などを 1.6〜13.2％に認める[6,7]．ERC に関連した偶発症は急性膵炎や出血，穿孔，急性胆道炎などがある．PTCSL と ERC の成績を比較した報告では PTCSL の合併症発生率が 2.1％であったのに対し，ERC は 0％であった[3]．また，日本消化器内視鏡学会の全国調査報告では，治療的 PTCS の偶発症発生率は 0.88％であった[8]．一方，治療的 ERCP に関連した偶発症を 0.99％に認め，そのうち内視鏡的乳頭切開（EST）における偶発症は 1.34％であった．また，経口胆道鏡の偶発症発生率は 0.42％であった．

　以上より，経口的内視鏡治療と PTCS 下治療の成績は同等であり，偶発症発生率においても同等である．結石の部位や狭窄拡張の有無や程度のみならず，術者の熟練度により第一選択となる治療法が分かれる．

表1　治療法別の成績（2017 年度全国調査より）

| 治療法 | 結石遺残 | 結石再発* |
|---|---|---|
| PTCS | 19.0% | 23.5% |
| POCS | 33.3% | 0% |
| ERC | 73.2% | 0.7% |
| バルーン ERC | 27.2% | 12.2% |

*：結石遺残例を除く
（田妻　進ほか．肝内結石症　第 8 期全国横断調査．厚生労働科学研究費補助金 難治性疾患政策研究事業 難治性の肝・胆道疾患に関する調査研究班 分担研究報告書，2021: p.75-80[4] より引用）

## ▌文献▌

1) Suzuki Y, Mori T, Yokoyama M, et al. Hepatolithiasis: analysis of Japanese nationwide surveys over a period of 40 years. J Hepatobiliary Pancreat Sci 2014; **21**: 617-622（横断）

2) Tsuyuguchi T, Miyakawa K, Sugiyama H, et al. Ten-year long-term results after non-surgical management of hepatolithiasis, including cases with choledochoenterostomy. J Hepatobiliary Pancreat Sci 2014; **21**: 795-800（コホート）

3) Cheon YK, Cho YD, Moon JH, et al. Evaluation of long-term results and recurrent factors after operative and nonoperative treatment for hepatolithiasis. Surgery 2009; **146**: 843-853（ケースシリーズ）

4) 田妻　進，森　俊幸，鈴木　裕．肝内結石症　第8期全国横断調査．厚生労働科学研究費補助金 難治性疾患政策研究事業 難治性の肝・胆道疾患に関する調査研究班 分担研究報告書, 2021: p.75-80（横断）

5) 安田一朗．治療困難胆管結石に対する内視鏡治療の進歩．日本消化器病学会雑誌 2016; **113**: 585-593

6) 三好広尚，乾　和郎，片野義明，ほか．【胆道・膵疾患術後の晩期障害】胆道再建部狭窄・胆管炎・肝内結石　経皮アプローチ．胆と膵 2018; **39**: 395-401（ケースシリーズ）

7) Oh HC, Lee SK, Kwon S, et al. Analysis of percutaneous transhepatic cholangioscopy-related complications and the risk factors for those complications. Endoscopy 2007; **39**: 731-736（ケースシリーズ）

8) 古田隆久，加藤元嗣，伊藤　透，ほか．消化器内視鏡の偶発症に関する第6回前項調査報告　2008年〜2012年までの5年間．Gastroenterological Endoscopy 2016; **58**: 1466-1491（横断）

# 第4章
# 予後・合併症

# 胆嚢結石例における胆嚢摘出術後の長期合併症は何か？

## 回答

● 胆管，胆嚢管内の遺残または新たな胆石，腹腔内落下結石，乳頭括約筋不全や胆道損傷，腹壁瘢痕ヘルニアなどの手術合併症，手術による胆汁酸代謝変化によるものが報告されている．

## 解説

腹腔鏡下胆嚢摘出後の患者では約 30～40％の患者に下痢，腹部膨満感，嘔気，黄疸，腹痛などの長期的な腹部症状が残存するとされ[1]，その約半数では追加の医療行為が必要とされる[2]．

器質的変化に起因する長期合併症としては，術後合併症に起因するものが 1～3％とされ，胆道損傷，腹腔内落下結石，腹壁瘢痕ヘルニアなどが報告されている．また，胆嚢管や総胆管に遺残または新たに形成された胆石に起因するものが 0.2～23％と報告されている．

機能的変化に起因する長期合併症としては，乳頭括約筋不全に起因するものが 3～40％，胆汁酸代謝変化によるものが 16～58％と報告されている．乳頭括約筋不全は胆嚢摘出後に右上腹部痛として発症することが多く，手術により十二指腸，胆嚢と乳頭括約筋間の神経伝達阻害による乳頭括約筋攣縮などが原因とされる．また，胆汁酸代謝変化によるものとしては，十二指腸への持続的胆汁酸流入が十二指腸胃逆流の増加や消化不良症状，胃炎リスクの上昇を引き起こす可能性があるとされる．また，腸管内に常に存在する胆汁酸により消化管運動の亢進，腸管通過時間の短縮により下痢などを引き起こす可能性が指摘されている[3]．

そのほかに胆嚢摘出により改善されない併存疾患（消化性潰瘍，胃炎，逆流性食道炎など），心理的要因に起因する持続的腹部症状なども報告されている[3]．

## 文献

1) Lamberts MP, Den Oudsten BL, Gerritsen JJ, et al. Prospective multicentre cohort study of patient-reported outcomes after cholecystectomy for uncomplicated symptomatic cholecystolithiasis. Br J Surg 2015; **102**: 1402-1409（コホート）
2) Wennmacker SZ, Dijkgraaf MGW, Westert GP, et al. Persistent abdominal pain after laparoscopic cholecystectomy is associated with increased healthcare consumption and sick leave. Surgery 2018; **163**: 661-666（横断）
3) Latenstein CSS, Wennmacker SZ, de Jong JJ, et al. Etiologies of long-term postcholecystectomy symptoms: a systematic review. Gastroenterol Res Pract 2019; **2019**: 4278373（横断）

# BQ 4-2

## 胆嚢摘出術は消化吸収機能を低下させるか？

### 回 答

● 胆嚢摘出が消化吸収機能を低下させることを示した明らかなエビデンスはない.

### 解説

　胆嚢摘出後の消化吸収機能の低下を証明する大規模な RCT やメタアナリシスは，いまだ報告されていない. 肝における胆汁酸生合成の低下や回腸末端での胆汁酸の吸収障害がなければ，胆嚢を摘出しても腸肝循環の回数が増加することによって胆汁酸プールサイズは保たれ，脂質や脂溶性ビタミンの消化吸収障害は起こらないとされている[1]. 日常診療上，胆嚢摘出後の患者に下痢などの消化器症状がみられることがある. 胆嚢摘出により術後早期より結腸通過時間が術前に比べ有意に短縮し，術後少なくとも 4 年間持続するとされ，胆嚢摘出後の下痢症状の原因とされる[2]. 胆嚢摘出後は腸肝循環の回数が増加することにより，腸内細菌による二次胆汁酸の生成が増加する. 主な二次胆汁酸であるデオキシコール酸は大腸粘膜からの水分泌を増加させるとされ，結果的に糞便の水分量が増加し，軟便や下痢をきたすと考えられる[3~7].

### 文献

1) Sauter GH, Moussavian AC, Meyer G, et al. Bowel habits and bile acid malabsorption in the months after cholecystectomy. Am J Gastroenterol 2002; **97**: 1732-1735（コホート）
2) Fort JM, Azpiroz F, Casellas F, et al. Bowel habit after cholecystectomy: physiological changes and clinical implications. Gastroenterology 1996; **111**: 617-622（コホート）
3) Arlow FL, Dekovich AA, Priest RJ, et al. Bile acid-mediated postcholecystectomy diarrhea. Arch Intern Med 1987; **147**: 1327-1329（コホート）
4) Fromm H, Tunuguntla AK, Malavolti M, et al. Absence of significant role of bile acids in diarrhea of a heterogenous group of postcholecystectomy patients. Dig Dis Sci 1987; **32**: 33-44（コホート）
5) Sciarretta G, Furno A, Mazzoni M, et al. Post-cholecystectomy diarrhea: evidence of bile acid malabsorption assessed by SeHCAT Test. Am J Gastroenterol 1992; **87**: 1852-1854（コホート）
6) Suhr O, Danielsson A, Nyhlin H, et al. Bile acid malabsorption demonstrated by SeHCAT in chronic diarrhea, with special reference to the impact of cholecystectomy. Scan J Gastroenterol 1988; **23**: 1187-1194（コホート）
7) Porr PJ, Szantay J, Rusu M. Post-cholecystectomy syndrome and magnesium deficiency. J Am Coll Nutr 2004; **23**: 745S-747S（コホート）

第4章 予後・合併症

# BQ 4-3

## 総胆管結石症や肝内結石症治療後の遺残結石は急性胆管炎・肝膿瘍の危険因子となるか？

### 回答

● 遺残結石か再発結石かの判定は困難であるが，急性胆管炎・肝膿瘍の危険因子となりうる．

### 解説

　胆管結石，肝内胆管結石治療後の遺残結石は急性胆管炎・肝膿瘍の危険因子となりうる可能性は高い．しかしながら，その明確なエビデンスは存在しない．そもそも，遺残結石であるか，結石の再発であるかの区別は難しい．いずれにしても治療後にある一定の結石再発率が報告されている[1~3]（BQ 4-4，BQ 4-5 参照）．Ohashi らは EST を施行し結石除去を行った 81 例に IDUS を施行したところ，27 例（33％）で，胆管造影検査では認められなかった小さな遺残結石を認めたことを報告している[4]．特に，機械式結石破砕具で結石を破砕した場合や胆管径が 10 mm 以上の場合，IDUS による微小遺残結石の検出精度は，胆管造影検査よりも有意に高いことを報告している（92％ vs. 56％，$p < 0.001$）．

　結石除去後の偶発症として急性胆管炎や肝膿瘍の報告がなされており，このなかに遺残結石が原因となっている可能性もある．具体的には EST では，結石再発 8.4~13.2％，急性胆嚢炎 6.2~7.5％（有石胆嚢温存 16~22％），急性胆管炎 1.8％，肝膿瘍 1.2％[5~11]，EPLBD では急性胆嚢炎が 5~10％，急性胆管炎が 4％であった[12,13]．

　いずれにせよ，結石除去にあたっては，結石が遺残しないように的確な除去を行うべきである．

### 文献

1) Park BK, Seo JH, Jeon HH, et al. A nationwide population-based study of common bile duct stone recurrence after endoscopic stone removal in Korea. J Gastroenterol 2018; **53**: 670-678（コホート）
2) Schreurs WH, Juttmann JR, Stuifbergen WN, et al. Management of common bile duct stones: selective endoscopic retrograde cholangiography and endoscopic sphincterotomy: short- and long-term results. Surg Endosc 2002; **16**: 1068-1072（ケースシリーズ）
3) Sugiyama M, Atomi Y. Risk factors predictive of late complications after endoscopic sphincterotomy for bile duct stones: long-term (more than 10 years) follow-up study. Am J Gastroenterol 2002; **97**: 2763-2767（ケースシリーズ）
4) Ohashi A, Ueno N, Tamada K, et al. Assessment of residual bile duct stones with use of intraductal US during endoscopic balloon sphincteroplasty: comparison with balloon cholangiography. Gastrointest Endosc 1999; **49**: 328-333（コホート）
5) Hammarstrom LE, Stridbeck H, Ihse I. Long-term follow-up after endoscopic treatment of bile duct calculi in cholecystectomized patients. World J Surg 1996; **20**: 272-276（ケースシリーズ）
6) Kageoka M, Watanabe F, Maruyama Y, et al. Long-term prognosis of patients after endoscopic sphincterotomy for choledocholithiasis. Dig Endosc 2009; **21**: 170-175（ケースシリーズ）
7) Tsujino T, Kawabe T, Isayama H, et al. Management of late biliary complications in patients with gallbladder stones in situ after endoscopic papillary balloon dilation. Eur J Gastroenterol Hepatol 2009; **21**: 376-380（ケースシリーズ）

8) Fujimoto T, Tsuyuguchi T, Sakai Y, et al. Long-term outcome of endoscopic papillotomy for choledocholithiasis with cholecystolithiasis. Dig Endosc 2010; **22**: 95-100 (ケースシリーズ)

9) Kogure H, Tsujino T, Isayama H, et al. Short-and long-term outcomes of endoscopic papillary large balloon dilation with or without sphincterotomy for removal of large bile duct stones. Scand J Gastroenterol 2014; **49**: 121-128 (コホート)

10) Chan HH, Lai KH, Lin CK, et al. Endoscopic papillary large balloon dilation alone without sphincterotomy for the treatment of large common bile duct stones. BMC Gastroenterol 2011; **11**: 69 (コホート)

11) Kim KY, Han J, Kim HG, et al. Late complications and stone recurrence rates after bile duct stone removal by endoscopic sphincterotomy and large balloon dilation are similar to those after endoscopic sphincterotomy alone. Clin Endosc 2013; **46**: 637-642 (コホート)

12) Kim KY, Han J, Kim HG, et al. Late complications and stone recurrence rates after bile duct stone removal by endoscopic sphincterotomy and large balloon dilation are similar to those after endoscopic sphincterotomy alone. Clin Endosc 2013; **46**: 637-642 (コホート)

13) Paspatis GA, Paraskeva K, Vardas E, et al. Long-term recurrence of bile duct stones after endoscopic papillary large balloon dilation with sphincterotomy: 4-year extended follow-up of a randomized trial. Surg Endosc 2017; **31**: 650-655 (コホート)

第4章　予後・合併症

# BQ 4-4

## 総胆管結石治療後の長期合併症は何か？

### 回 答

● 胆管結石再発，急性胆管炎，急性胆囊炎などがある．

### 解説

　総胆管結石治療後の長期合併症として胆管結石再発，急性胆管炎，急性胆囊炎などがみられる．また，治療法による長期合併症の違いも報告されている．総胆管結石に対する治療法としては，内視鏡的治療，腹腔鏡下治療，および外科的治療があるが，現在では内視鏡的治療が広く普及している．内視鏡的治療を行うには，結石を除去するために乳頭処置を行う必要がある．乳頭処置の方法としては EST と EPBD に加え，大口径バルーン（12 mm 以上）により乳頭を拡張させる EPLBD が報告され[1]，大結石，積み上げ状の結石に対する有用性が報告されている．EPLBD にはバルーン拡張前に EST を加える方法と EST を加えずにバルーン拡張のみを行う方法がある[2]．これに対し EPBD は急性膵炎などの偶発症などの報告もあり，最近では，限定された症例でのみ行われている．

　手術治療としては，腹腔鏡下あるいは開腹下の総胆管結石除去術があり，経胆囊管的結石除去と総胆管切開結石除去がある．手術治療としての乳頭形成術や胆管消化管吻合術は減少している．長期合併症としては結石再発，急性胆管炎，急性胆囊炎，などが報告されている．結石の再発に関しては，National database を用いた大規模な経過観察成績が韓国から報告されている．46,181 例の胆管結石治療後症例で 4.2 年経過観察を行った全国調査では，初回の結石再発率は 11.3%であるものの初回治療後の 2 回目の再発率は 23.4%，その後の 3 回目の再発率は 33.4%と再発をきたした症例はより再発率が高くなることが示唆されている．また，胆囊摘出を施行していない群では若年ほど再発の危険が高くなることが示されている[3]．

　長期予後に関して治療法別の retrospective の研究によると[4~11]，EST では，結石再発 8.4~13.2%，急性胆囊炎 6.2~7.5%（有石胆囊温存 16~22%），急性胆管炎 1.8%，肝膿瘍 1.2%，胆道癌 0~1.9%，EPBD では，結石再発 7.1~8.8%（有石胆囊温存 14%），急性胆囊炎 5.0%（有石胆囊温存 7.7%），急性胆管炎 4.5~5.5%であった[12~14]．また，EPLBD の長期成績は急性胆囊炎が 5~10%，急性胆管炎が 4%と報告されている[15]．さらに Paspatis らの EST を付加する EPLBD 長期経過観察成績（30.5±5.5 ヵ月）では，結石再発率は 7.5%であり，胆管径が長期再発の危険因子とされている（OR 1.2，$p=0.01$）[16]．

　腹腔鏡下総胆管結石除去術での結石再発は 2.6~7.6%で，腹腔鏡下経胆囊管的結石除去術に限ると結石再発は 0~2.3%，開腹下総胆管切開＋T-tube ドレナージでの結石再発は 10.3%と報告されている[17~19]．Park らの 2018 年の報告では，経胆囊管的な結石除去では 31/230（13.5%）の症例で結石再発を認めた．多変量解析では結石径（>9 mm）（OR 4.67，95%CI 1.35~16.18，$p=0.011$），胆管拡張（≧10 mm）（OR 5.66，95%CI 1.47~21.82，$p=0.012$），胆囊摘出術の既往（AOR 3.90，95%CI 1.34~11.37，$p=0.013$）が結石再発の危険因子とされている[3]．

　現時点では EST と EPBD のいずれにおいても発癌との明らかな因果関係は証明されていない[20, 21]．

## ▌文献▐

1) Ersoz G, Tekesin O, Ozutemiz AO, et al. Biliary sphincterotomy plus dilation with a large balloon for bile duct stones that are difficult to extract. Gastrointest Endosc 2003; **57**: 156-159（ケースシリーズ）

2) Jeong S, Ki SH, Lee DH, et al. Endoscopic large-balloon sphincteroplasty without preceding sphincterotomy for the removal of large bile duct stones: a preliminary study. Gastrointest Endosc 2009; **70**: 915-922（コホート）

3) Park BK, Seo JH, Jeon HH, et al. A nationwide population-based study of common bile duct stone recurrence after endoscopic stone removal in Korea. J Gastroenterol 2018; **53**: 670-678（コホート）

4) Schreurs WH, Juttmann JR, Stuifbergen WN, et al. Management of common bile duct stones: selective endoscopic retrograde cholangiography and endoscopic sphincterotomy: short- and long-term results. Surg Endosc 2002; **16**: 1068-1072（ケースシリーズ）

5) Sugiyama M, Atomi Y. Risk factors predictive of late complications after endoscopic sphincterotomy for bile duct stones: long-term (more than 10 years) follow-up study. Am J Gastroenterol 2002; **97**: 2763-2767（ケースシリーズ）

6) Tanaka M, Takahata S, Konomi H, et al. Long-term consequence of endoscopic sphincterotomy for bile duct stones. Gastrointest Endosc 1998; **48**: 465-469（ケースシリーズ）

7) 田中雅夫，小川芳明，成 富元．総胆管結石症の治療における内視鏡的乳頭切開術，外科的総胆管切開術および外科的乳頭切開術の意義の比較検討．日本外科学会雑誌 1992; **93**: 1119-1122（ケースシリーズ）

8) Hammarstrom LE, Stridbeck H, Ihse I. Long-term follow-up after endoscopic treatment of bile duct calculi in cholecystectomized patients. World J Surg 1996; **20**: 272-276（ケースシリーズ）

9) Kageoka M, Watanabe F, Maruyama Y, et al. Long-term prognosis of patients after endoscopic sphincterotomy for choledocholithiasis. Dig Endosc 2009; **21**: 170-175（ケースシリーズ）

10) Tsujino T, Kawabe T, Isayama H, et al. Management of late biliary complications in patients with gallbladder stones in situ after endoscopic papillary balloon dilation. Eur J Gastroenterol Hepatol 2009; **21**: 376-380（ケースシリーズ）

11) Fujimoto T, Tsuyuguchi T, Sakai Y, et al. Long-term outcome of endoscopic papillotomy for choledocholithiasis with cholecystolithiasis. Dig Endosc 2010; **22**: 95-100（ケースシリーズ）

12) Kogure H, Tsujino T, Isayama H, et al. Short-and long-term outcomes of endoscopic papillary large balloon dilation with or without sphincterotomy for removal of large bile duct stones. Scand J Gastroenterol 2014; **49**: 121-128（コホート）

13) Chan HH, Lai KH, Lin CK, et al. Endoscopic papillary large balloon dilation alone without sphincterotomy for the treat- ment of large common bile duct stones. BMC Gastroenterol 2011; **11**: 69（コホート）

14) Kim KY, Han J, Kim HG, et al. Late complications and stone recurrence rates after bile duct stone removal by endoscopic sphincterotomy and large balloon dilation are similar to those after endoscopic sphincterotomy alone. Clin Endosc 2013; **46**: 637-642（コホート）

15) Kim KY, Han J, Kim HG, et al. Late complications and stone recurrence rates after bile duct stone removal by endoscopic sphincterotomy and large balloon dilation are similar to those after endoscopic sphincterotomy alone. Clin Endosc 2013; **46**: 637-642（コホート）

16) Paspatis GA, Paraskeva K, Vardas E, et al. Long-term recurrence of bile duct stones after endoscopic papillary large balloon dilation with sphincterotomy: 4-year extended follow-up of a randomized trial. Surg Endosc 2017; **31**: 650-655（コホート）

17) Paganini AM, Guerrieri M, Sarnari J, et al. Thirteen years' experience with laparoscopic transcystic common bile duct exploration for stones: effectiveness and long-term results. Surg Endosc 2007; **21**: 34-40（ケースシリーズ）

18) 徳村弘実，松村直樹，野村良平．総胆管結石症に対する腹腔鏡下手術．胆道 2012; **26**: 40-45（コホート）

19) Uchiyama K, Onishi H, Tani M, et al. Long-term prognosis after treatment of patients with choledocholithiasis. Ann Surg 2003; **238**: 97-102（ケースシリーズ）

20) Yasuda I, Fujita N, Maguchi H, et al. Long-term outcomes after endoscopic sphincterotomy versus endoscopic papillary balloon dilation for bile duct stones. Gastrointest Endosc 2010; **72**: 1185-1191（ランダム）

21) Natsui M, Saito Y, Abe S, et al. Long-term outcomes of endoscopic papillary balloon dilation and endoscopic sphincterotomy for bile duct stones. Dig Endosc 2013; **25**: 313-321（コホート）

第4章 予後・合併症

# BQ 4-5

## 肝内結石治療後の長期合併症は何か？

### 回答

● 結石再発が最も多く，次いで急性胆管炎，肝膿瘍，肝内胆管癌などがある．

### 解説

　肝内結石治療後の長期合併症は結石再発が最も多く，次いで急性胆管炎，肝膿瘍，肝内胆管癌などが認められる．胆管癌の危険因子としては胆道再建の既往と肝萎縮が報告されている．また，肝内結石症は治療後であっても肝内胆管癌の合併に注意をする必要がある．

　肝内結石治療後の長期合併症は病型や治療法によりその出現頻度は異なるが，本邦における疫学調査では，結石再発が最も多く，次いで急性胆管炎，肝膿瘍，肝内胆管癌などであった[1]．初回治療後の遺残・再発は全体で 18.6％に認められた[1]．日本以外からの報告では，結石再発率は 0～18％と報告されている[2~5]．治療後 5 年以内の結石再発率は肝切除術が 5.6％で，経皮経肝胆道鏡下結石除去術（PTCSL）の 11.6％に比べて有意に低率であった[6]．近年の報告でも，肝切除を施行したあとの結石再発は 13.5％，胆管炎の発症が 10.9％にみられたとする報告もある[7]．

　その他の報告でも結石の完全除去のみならず，慢性持続性の胆汁うっ滞や急性胆管炎が一括して解除できる肝切除術が根治的であり，経皮経肝的あるいは経乳頭的治療法に比べて結石再発率は低い[3]．しかし，一般的に結石が片葉に限局し，かつ片葉萎縮がある場合は肝切除術の適応となるが，両葉に存在する場合や肝萎縮がない場合には PTCSL を中心にした治療が選択されることが多い．また，胆管狭窄が肝門部に及ぶ例や胆道拡張症あるいは肝内胆管癌合併例などでは胆道再建術が行われることもある．

　肝内結石症の長期予後を規定する主要な因子は，肝内胆管癌の合併，結石遺残や再発，胆管狭窄を誘因とする急性胆管炎や肝膿瘍などの重症感染症，および胆汁性肝硬変に伴う肝不全である．特に肝内胆管癌の合併は予後を不良にする重要な因子である．肝内結石を合併した肝内胆管癌は進行例が多く予後不良である[8,9]．肝内胆管癌の合併率は肝内結石症の 4.8～12.9％と高頻度であり[8,10~12]，常に発癌に対する注意が必要である．多変量解析では胆道再建の既往と肝萎縮が胆管癌の危険因子として報告されている[9]．

### 文献

1) 大屋敏秀，田妻　進，菅野啓司，ほか．肝内結石症診療の現状と問題点．胆道 2013; **27**: 788-794（横断）
2) Yoon YS, Han HS, Shin SH, et al. Laparoscopic treatment for intrahepatic duct stones in the era of laparoscopy- laparoscopic intrahepatic duct exploration and laparoscopic hepatectomy. Ann Surg 2009; **249**: 286-291（ケースシリーズ）
3) Cheon YK, Cho YD, Moon JH, et al. Evaluation of long-term results and recurrent factors after operative and nonoperative treatment for hepatolithiasis. Surgery 2009; **146**: 843-853（ケースシリーズ）
4) Lai EC, Ngai TC, Yang GP, et al. Laparoscopic approach of surgical treatment for primary hepatolithiasis: a cohort study. Am J Surg 2010; **199**: 716-721（コホート）
5) Tu JF, Jiang FZ, Zhu HL, et al. Laparoscopic vs open left hepatectomy for hepatolithiasis. World J Gastroenterol 2010; **16**: 2818-2823（ケースシリーズ）
6) 厚生労働省「難治性肝・胆道疾患に関する調査研究」班（編）．肝内結石症の診療ガイド．文光堂，東京，

2011: p.32-59（ガイドライン）

7）Li EL, Yuan RF, Liao WJ, et al. Intrahepatic bile duct exploration lithotomy is a useful adjunctive hepatectomy method for bilateral primary hepatolithiasis: an eight-year experience at a single centre. BMC Surg 2019; **19**: 16（コホート）

8）Uchiyama K, Kawai M, Ueno M, et al. Reducing residual and recurrent stones by hepatectomy for hepatolithiasis. J Gastrointest Surg 2007; **11**: 626-630（ケースシリーズ）

9）鈴木　裕，森　俊幸，横山政明，ほか．肝内結石症における肝内胆管癌合併の危険因子．胆道 2013; **27**: 700-704（ケースシリーズ）

10）Otani K, Shimizu S, Chijiiwa K, et al. Comparison of treatments for hepatolithiasis: hepatic resection versus cholangioscopic lithotomy. J Am Coll Surg 1999; **189**: 177-182（ケースシリーズ）

11）Cheung MT, Kwok PC. Liver resection for intrahepatic stones. Arch Surg 2005; **140**: 993-997（ケースシリーズ）

12）Chen DW, Tung-Ping Poon R, Liu CL, et al. Immediate and long-term outcomes of hepatectomy for hepatolithiasis. Surgery 2004; **135**: 386-393（ケースシリーズ）

# 索 引

# 利益相反（COI）に関する開示

　日本消化器病学会では，ガイドライン委員会・ガイドライン統括委員と特定企業との経済的な関係につき，下記の項目について，各委員から利益相反状況の申告を得た．

　胆石症診療ガイドライン作成・評価委員，作成協力者には診療ガイドライン対象疾患に関連する企業との経済的な関係につき，下記の項目について，各委員，協力者から利益相反状況の申告を得た．

　申告された企業名を下記に示す（対象期間は 2018 年 1 月 1 日から 2020 年 12 月 31 日，ただし下記の「C．申告者の所属する研究機関・部門にかかる institutional COI 開示事項」は 2020 年 1 月 1 日から 12 月 31 日）．企業名は 2021 年 8 月現在の名称とした．

---

　A．自己申告者自身の申告事項
　1．企業や営利を目的とした団体の役員，顧問職の有無と報酬額
　2．株の保有と，その株式から得られる利益
　3．企業や営利を目的とした団体から特許権使用料として支払われた報酬
　4．企業や営利を目的とした団体より，会議の出席（発表，助言など）に対し，研究者を拘束した時間・労力に対して支払われた日当，講演料などの報酬
　5．企業や営利を目的とした団体が作成するパンフレットなどの執筆に対して支払った原稿料
　6．企業や営利を目的とした団体が提供する研究費
　7．企業や営利を目的とした団体が提供する奨学（奨励）寄附金
　8．企業等が提供する寄附講座
　9．その他の報酬（研究，教育，診療とは直接に関係しない旅行，贈答品など）
　B．申告者の配偶者，一親等内の親族，または収入・財産的利益を共有する者の申告事項
　1．企業や営利を目的とした団体の役員，顧問職の有無と報酬額
　2．株の保有と，その株式から得られる利益
　3．企業や営利を目的とした団体から特許権使用料として支払われた報酬
　C．申告者の所属する研究機関・部門（研究機関，病院，学部またはセンターなど）にかかる institutional COI 開示事項
　1．企業や営利を目的とした団体が提供する研究費
　2．企業や営利を目的とした団体が提供する寄附金
　3．その他（申告者が所属する研究機関そのもの，あるいは機関・部門の長が本学会の事業活動に関係する企業などの株式保有，特許使用料，あるいは投資など）

---

　利益相反の扱いに関しては，日本消化器病学会の「医学系研究の利益相反に関する指針および運用細則」（2019 年 1 月 1 日改訂版）に従った．

　統括委員および作成・評価委員，作成協力者はすべて，診療ガイドラインの内容と作成法について，医療・医学の専門家として科学的・医学的な公正さと透明性を担保しつつ，適正な診断と治療の補助ならびに患者の quality of life の向上を第一義として作業を行った．

　すべての申告事項に該当がない委員については，表末尾に記載した．

## 1. 統括委員と企業との経済的な関係

| 役割 | 氏名 | 開示項目A | | | 開示項目B | 開示項目C |
|---|---|---|---|---|---|---|
| | | 1 | 2 | 3 | 1 | 1 |
| | | 4 | 5 | 6 | 2 | 2 |
| | | 7 | 8 | 9 | 3 | 3 |
| 統括委員 | 島田　光生 | — | — | — | — | — |
| | | — | — | 大鵬薬品工業, ツムラ | — | — |
| | | アステラス製薬, アッヴィ, EAファーマ, エーザイ, MSD, 小野薬品工業, コヴィディエンジャパン, 大鵬薬品工業, 武田薬品工業, 中外製薬, ノバルティスファーマ, バイエル薬品 | — | — | — | — |
| 統括委員 | 福田　眞作 | — | — | — | — | — |
| | | — | — | ブリストル・マイヤーズスクイブ | — | — |
| | | 旭化成ファーマ, アッヴィ, エーザイ, MSD, 武田薬品工業, 日本化薬, バイエル薬品, 持田製薬 | — | — | — | — |

## 2. 作成・評価委員・作成協力者と企業との経済的な関係

| 役割 | 氏名 | 開示項目A | | | 開示項目B | 開示項目C |
|---|---|---|---|---|---|---|
| | | 1 | 2 | 3 | 1 | 1 |
| | | 4 | 5 | 6 | 2 | 2 |
| | | 7 | 8 | 9 | 3 | 3 |
| 作成委員 | 遠藤　格 | — | — | — | — | エーザイ |
| | | 旭化成ファーマ | — | — | — | — |
| | | 旭化成ファーマ, エーザイ, MSD, 小野薬品工業, コヴィディエンジャパン, 大鵬薬品工業, 武田薬品工業, 中外製薬, 日本イーライリリー | — | — | — | — |
| 作成委員 | 安田　一朗 | — | — | — | — | — |
| | | オリンパス, 第一三共 | — | — | — | — |
| | | — | — | — | — | — |
| 作成委員 | 伊佐山　浩通 | — | — | — | — | — |
| | | 富士フイルム | — | 味の素, 日立製作所, ボストン・サイエンティフィック ジャパン | — | — |
| | | ガデリウス・メディカル, 大鵬薬品工業, ボストン・サイエンティフィック ジャパン | — | — | — | — |
| 作成委員 | 潟沼　朗生 | オリンパス | — | — | — | — |
| | | — | — | — | — | — |

| 役割 | 氏名 | 開示項目 A | | | 開示項目 B | 開示項目 C |
|---|---|---|---|---|---|---|
| | | 1 | 2 | 3 | 1 | 1 |
| | | 4 | 5 | 6 | 2 | 2 |
| | | 7 | 8 | 9 | 3 | 3 |
| 評価委員 | 海野　倫明 | — | — | — | — | — |
| | | 大鵬薬品工業 | — | — | — | — |
| | | 旭化成ファーマ，MSD，大鵬薬品工業，武田薬品工業，中外製薬，バイエル薬品 | — | — | — | — |
| 評価委員 | 若井　俊文 | — | — | — | — | — |
| | | デンカ | — | デンカ，新潟県病院局，ブルボン，ヤスダヨーグルト | — | — |
| | | JRA ファシリティーズ，大鵬薬品工業 | — | — | — | — |

法人表記は省略

下記の委員については申告事項なし.
統括委員：渡辺純夫，田妻　進，宮島哲也
ガイドライン作成協力：吉田雅博，山口直比古
作成委員：藤田直孝，岩下拓司，植木敏晴，上村健一郎，梅澤昭子，片寄　友，鈴木　裕
評価委員：乾　和郎，正田純一，露口利夫
作成協力者：石井重登，石井達也，鈴木彬実，髙﨑祐介，高見一弘，冨嶋　亨，豊永啓翔，那須野　央，藤澤聡郎，本間祐樹，松山隆生，山本久仁治

# 組織としての利益相反

日本消化器病学会の事業活動における資金提供を受けた企業・団体を記載する（対象期間は2018年1月1日から2020年12月31日）．

## 1）日本消化器病学会の事業活動に関連して，資金（寄附金等）を提供した企業名・団体名

### ①共催セミナー

旭化成ファーマ（1／194.4），旭化成メディカル（2／48.9），あすか製薬（3／403.4），アステラス製薬（3／752.1），アストラゼネカ（5／430.2），アッヴィ（6／3118.8），アビス（3／16），アボットジャパン（2／98.1），アムコ（2／43），アルフレッサファーマ（2／253），EAファーマ（2／1146.7），インテグラル（1／10.8），インボディ・ジャパン（1／31.2），栄研化学（1／64.8），エーザイ（6／1544.4），NKメディコ（1／10），エム・シー・メディカル（2／86.2），MSD（4／1317.6），大塚製薬（6／1650.8），大塚製薬工場（2／51），小野薬品工業（3／146.1），オリンパス（6／814.3），オリンパスメディカルサイエンス販売（1／116.2），カイゲンファーマ（2／198.9），科研製薬（2／25.8），ガデリウス・メディカル（3／184.2），カネカメディックス（2／60），キッセイ薬品工業（3／196.7），紀伊國屋書店（3／22），キヤノンメディカルシステムズ（3／211.2），杏林製薬（5／530.4），協和発酵キリン（2／179.7），ギリアド・サイエンシズ（6／2835.2），Cook Japan（2／32.4），クラシエ製薬（1／194.4），コヴィディエンジャパン（5／434.6），サーモフィッシャーダイアグノスティックス（3／306.2），サニーヘルス（1／21.6），三和化学研究所（1／220），GEヘルスケア・ジャパン（2／38），塩野義製薬（1／165），シスメックス（2／230），ジョンソン・エンド・ジョンソン（3／661.5），新日本科学（1／132），神陵文庫（2／23.9），JIMRO（5／543.4），住友ベークライト（1／24.6），ゼオンメディカル（3／130.5），積水メディカル（1／165），ゼリア新薬工業（2／898.8），セルトリオン・ヘルスケア・ジャパン（2／305.4），センチュリー・メディカル（2／73.2），第一三共（6／1016.4），大日本住友製薬（3／202.2），大鵬薬品工業（6／1152.6），タカトリ（1／10），武田薬品工業（6／2600.4），田辺三菱製薬（6／1162.8），中外製薬（4／732.5），ツムラ（6／2261），帝人ファーマ（2／227），テルモ（2／27.3），東亜新薬（1／10.8），東ソー（1／140.4），東レ（3／202.2），東和薬品（1／50），トップ（1／10.8），日機装（1／33），日本化薬（3／474.4），日本ケミファ（2／65.7），日本ベーリンガーインゲルハイム（1／165），日本イーライリリー（6／1232.3），日本製薬（1／54），日本臓器製薬（1／10），日本メディカルネクスト（1／33），ノーベルファーマ（3／403.4），バイエル薬品（4／748.3），バイオラックスメディカルデバイス（1／115），ビオフェルミン製薬（1／15），日立製作所（1／25），ファイザー（3／733.4），フェリング・ファーマ（1／25.4），フォレスト・ワン（1／5），富士フイルムメディカル（3／571.4），ブリストル・マイヤーズ・スクイブ（6／1180），プリズム・メディカル（1／5），ボストン・サイエンティフィックジャパン（3／97.9），マイラン EPD（6／2414.6），マッシュ（1／5.4），ミヤリサン製薬（6／665.9），Meiji Seika ファルマ（1／309），メディコスヒラタ（1／192.5），持田製薬（6／1092.2），ヤクルト本社（1／16.2），ヤンセンファーマ（6／1358.4），ロート製薬（1／75.6）

### ②特別賛助会員

旭化成メディカル（2／20），アステラス製薬（3／25），EAファーマ（3／30），エスアールエル（3／15），オリンパス（3／21），杏林製薬（3／21），協和企画（3／30），協和発酵キリン（2／20），興和（3／18），三和化学研究所（3／15），塩野義製薬（1／10），ゼリア新薬工業（3／18），第一三共（3／30），田辺三菱製薬（3／30），中外製薬（3／18），ツムラ（3／30），ニプロ（3／30），堀井薬品工業（3／18）

### ③一般寄付金

アイティーアイ（1／2.5），秋田県厚生農業協同組合連合会（1／30），旭化成ファーマ（3／42.5），あすか製薬（3／30.5），アステラス製薬（6／338.1），アストラゼネカ（5／197），アッヴィ（3／86），EAファーマ（3／8），EAファーマ（3／35.7），一般財団法人愛知医科大学愛恵会（1／10），一般財団法人恵仁会（1／14），一般財団法人博慈会（1／30），一般社団法人磐田医師会（1／10），一般社団法人巨樹の会（1／10），一般社団法人竹田市医師会（1／3），一般社団法人都城市北諸県郡医師会（1／20），医療法人英交会（1／5），医療法人敬成会（1／10），医療法人恵友会（1／3），医療法人宏和会（1／5），医療法人財団中山会（1／1），医療法人慈恵会（1／1），医療法人社団医英会（1／1），医療法人社団医心会（1／30），医療法人社団永優会（1／3），医療法人社団健仁会（1／2），医療法人社団浩盛会（1／3），医療法人社団志幸会（1／5），医療法人社団翠明会（1／3），医療法人社団成慶会（1／5），医療法人社団誠志会（1／2），医療法人社団誠聖会（1／2），医療法人社団相和会（1／5），医療法人社団たかはら会（1／1），医療法人社団東山会（1／30），医療法人社団博雅会（1／2），医療法人社団豊心会（1／10），医療法人社団保健会（1／10），医療法人社団悠翔会（1／15），医療法人樹恵会（1／5），医療法人社団生生会（1／5），医療法人社団千風会（1／5），医療法人社団鉄蕉会（1／10），医療法人篤寿会（1／5），医療法人博愛会（1／5），医療法人緑水会（1／3），医療法人緑耀会（1／1），栄研化学（4／7），エーザイ（6／144.6），エスエス製薬（3／2），エヒメ医療器（1／4），MSD（4／206.9），エルメッドエーザイ（2／13.7），大塚製薬（5／217.3），大塚製薬工場（3／53.1），小野薬品工業（5／144.4），カイゲンファーマ（3／5），科研製薬（3／1），神奈川県厚生農業協同組合連合会（1／3），北里大学医学部同窓会（1／5），キッセイ薬品工業（4／35.6），九州大学医学部第一外科同門会（2／20），杏林製薬（4／84），協和発酵キリン（3／122.8），ギリアド・サイエンシズ（2／85），グラクソ・スミスクライン（3／101.1），クラシエ製薬（3／7.6），久留米大学（1／20），久留米大学医学部同窓会（1／10），小磯診療所（1／5），公益財団法人栃木県保健衛生事業団（1／3），公益財団法人とっとりコンベンションビューロー（1／20），興和（3／22.3），国家公務員共済組合連合会（1／10），佐藤製薬（3／6.4），佐野器械（1／3），沢井製薬（3／90.5），三笑堂（1／2），参天製薬（3／93.9），サンメディカル（1／4），サンメディックス（1／3），三和化学研究所（3／24.7），塩野義製薬（5／110.5），四国医療器（1／2），四国新薬会（3／293.8），社会医療法人泉和会（1／20），社会医療法人中山会（1／10），JIMRO（2／31.5），ゼリア新薬工業（4／53.2），セルジーン（1／20），センチュリー・メディカル（1／5），第一三共（6／364），大正製薬（3／32.9），大日本住友製薬（5／101.2），大鵬薬品工業（5／112），武田薬品工業（5／357.7），竹山（1／2），田辺三菱製薬（4／221.1），筑西市民病院（1／10），千葉大学医学部第一内科同門会（1／30），土屋小児病院（1／30），ツムラ（5／105.1），帝人ファーマ（3／45.7），テルモ（4／27.4），東京女子医科大学消化器病センター同門会（1／10），東北医薬品協議会（3／234.6），東和薬品（3／61.7），トーアエイヨー（3／10.9），特定非営利活動法人大分県地域医療の研究を支援する会（1／10），獨協医科大学（3／100），トップ（1／4），富山化学工業（1／6），鳥居薬品（4／271），土屋小児病院（1／5），日本アッシュ（1／5），日本化薬（3／26.6），日本ケミファ（3／19.9），日本新薬（3／52.6），日本イーライリリー（1／10），日本製薬（3／12.1），日本臓器製薬（3／14.4），日本ベーリンガーインゲルハイム（3／117.1），ニプロファーマ（3／51.3），ノーベルファーマ（1／3），ノバルティスファーマ（1／56.8），バイエル薬品（4／170），バイオテック・ラボ（1／3），浜松医科大学第二外科同門会（1／10），ファイザー（4／229.8），ファンケル（1／10），藤田医院（1／3），ふじたクリニック（1／3），扶桑薬品工業（3／28.7），ブリストル・マイヤーズ・スクイブ（5／134.8），防衛医科大学校医師会（1／5），ボストン・サイエンティフィックジャパン（2／41.4），HOYA（1／20），マイラン EPD（1／20），丸石製薬（3／15.2），マルホ（3／51.9），源川医療器械（1／3），ミノファーゲン製薬（1／70），Meiji Seika ファルマ（3／69.7），メディコスヒラタ（2／50），持田製薬（5／91.6），ヤクルト本社（3／18.3），山形県消化器病懇話会（1／10），山下医科器械（1／2.5），ヤンセンファーマ（2／65），ゆち内科胃腸科クリニック（1／10），横田医院（1／5），吉田製薬（1／1），ロート製薬（3／6.2），わかクリニック（3／6.2），わかもと製薬（1／3），個人・その他（4／88.9）

## 2）ガイドライン策定に関連して，資金を提供した企業名・団体名

なし

＊企業名・団体名は2020年12月現在の名称とした．数値は「件数／金額（単位：万円）」．

**胆石症診療ガイドライン 2021（改訂第 3 版）**

| | |
|---|---|
| 2009 年 11 月 25 日 | 第 1 版第 1 刷発行 |
| 2010 年 2 月 10 日 | 第 1 版第 2 刷発行 |
| 2016 年 2 月 10 日 | 第 2 版第 1 刷発行 |
| 2021 年 11 月 15 日 | 改訂第 3 版発行 |

編集　一般財団法人日本消化器病学会
理事長　小池和彦
〒105-0004 東京都港区新橋 2-6-2 新橋アイマークビル 6F
電話　03-6811-2351

発行　株式会社 南 江 堂
発行者　小立健太
〒113-8410 東京都文京区本郷三丁目 42 番 6 号
電話　（出版）03-3811-7236　（営業）03-3811-7239
ホームページ　https://www.nankodo.co.jp/

印刷・製本　日経印刷株式会社

Evidence-based Clinical Practice Guidelines for Cholelithiasis 2021（3rd Edition）
© The Japanese Society of Gastroenterology, 2021

定価は表紙に表示してあります.
落丁・乱丁の場合はお取り替えいたします.
ご意見・お問い合わせはホームページまでお寄せください.

Printed and Bound in Japan
ISBN978-4-524-22786-0